集中力、記憶力が高まる
目のトレーニング

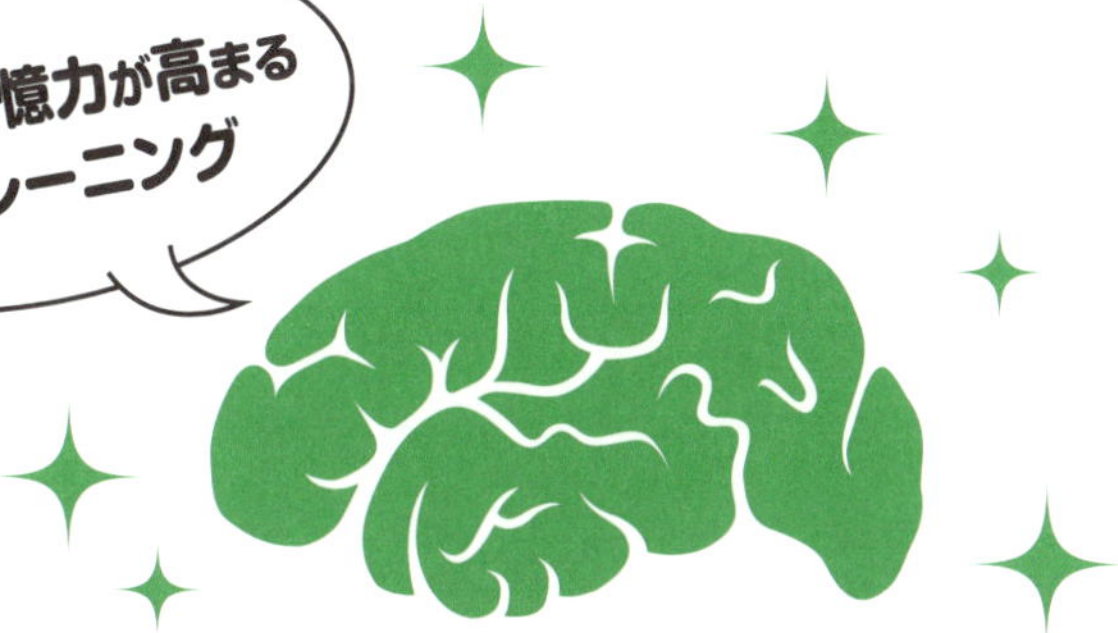

簡単トレーニングで目と脳の老化を防止

ビジョントレーニングで脳力アップ

米国公認オプトメトリスト
内藤貴雄 著

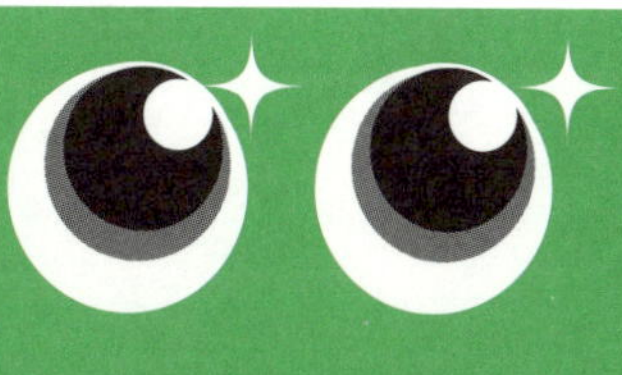

法研

はじめに——見え方を保つための目の正しい使い方

本書は、すぐに目がよくなって、メガネがいらなくなるという本ではありません。

この本は、目からの情報収集能力を高め、目からくる不調を解消し、脳やからだを生き生きとし、生活の質を高めるための本です。びっくりするような方法や、魔法のような技術は載っていません。

でも、根気よく続けていただければ確実に見え方はよくなります。

本書は、オプトメトリストの立場から、目を上手に使って効率よく身のまわりの情報を取り込みたい人、目は健康なのに見え方に不調が続く人、脳力を生かしたい人のための「目の正しい取扱説明書（トリセツ）」のつもりで書きました。

目と脳とのかかわりは深く、目の健康は脳やからだの健康にもつながるものです。

脳に入ってくる情報の80パーセント以上は視覚からともいわれます。そしてその情報を脳が処理して、思考や言動などの活動に結びつけているのです。

したがって、目の使い方がよくなると、脳に入ってくる情報も鮮明で、その量も増えます。脳の情報処理能力も高まりますので、脳がよい刺激を受け活性化されます。脳が活性化されると、生活や仕事が楽しくなります。

目を通じて脳を鍛えることは、とても理にかなっているのです。

本当に正しい目の活用の仕方、いたわり方、鍛え方を知ることは、正常なビジョンをながく保ち、脳の衰えを予防し、生活の質を保つためにたいへん役立ちます。

見え方に不調があるとき

例えば、次のページに挙げた項目で、思い当たることはありませんか?

こうしたことが視覚の技量、つまり目の使い方の良し悪しで起こっている場合、ビジョントレーニングで改善することができるのです。しかし、その前に大切なのは、まず、そうした不調が他の病気などによるものではないかちゃんと調べることです。例えば、最近目の見え方が

以下の項目で、思い当たることは
ありませんか？

- □ よく家の中で足をどこかにぶつけてしまう
- □ 探しものがすぐに見つけられない
- □ 肩こりしやすい
- □ 裁縫や、新聞を読むなど細かいものを見る仕事がつらくなった
- □ パソコンが苦手
- □ 視力はいいのだけれど、すっきりピントが合わない
- □ 本を読むのに時間がかかるようになった
- □ 人混みが苦手だ
- □ 人混みでよく人にぶつかる
- □ ゴルフがなかなか上達しない
- □ 車の車庫入れが苦手
- □ 仕事でつまらないミスが多い
- □ いまだに右左に戸惑う
- □ 小さいときから運動神経はよくない
- □ 学校の成績がなかなか上がらない
- □ リズム感が悪い
- □ 3D映画を見ていると目がとても疲れる
- □ キャッチボールなど球技が苦手
- □ エアロビクス、ダンスなど、みんなで一斉にする動きに戸惑う
- □ 人に言われたことを頭に思い描くのが苦手

変わったと思うことがあれば、必ず眼科で調べてもらいましょう。

そして、適切なメガネ、コンタクトレンズをつくるか、今使っているものをメンテナンスしましょう。

また、ビジョントレーニングは、次のような積極的な脳力アップにも役立ちます。

- もっと目をよくしたい
- 集中力を高めて資格試験に合格したい
- 動体視力を高めてスポーツを上達させたい
- もっと視野を広げたい
- 速読ができるようになりたい

ビジョントレーニングを毎日の習慣に取り入れることで、みなさんの人生がより豊かなものになれば幸いです。

もくじ

第2章 見る力を保つために 31

編集協力　株式会社ライズ
ＤＴＰ・デザイン　株式会社ライズ
装丁・イラスト　テックプランニング株式会社

第1章

人は脳で見ている

視覚＝見る力

ビジョンとは

みなさんは「ビジョン」という言葉を聞いて何を連想されますか。

ビジョンとは直訳すると「視力」あるいは「視覚」です。

本書では「ビジョン」は「視覚」を意味します。目から入ってくる情報を脳でキャッチして処理する一連の能力、つまり「見え方」あるいは「見る力」のことをビジョンと呼びます。

「目がいい」という場合は、健康診断などではかる「視力」が高い場合を指すことが多いと思います。もちろん、視力もビジョンのうちの大事な要素ではありますが、残念ながらビジョンの中では一部にすぎないのです。

ビジョン＝見る力には、もっと多くの能力が含まれます。また視力がよくても、見ているものをどう理解しているかによっては、本当に見えていることにはならないのです。

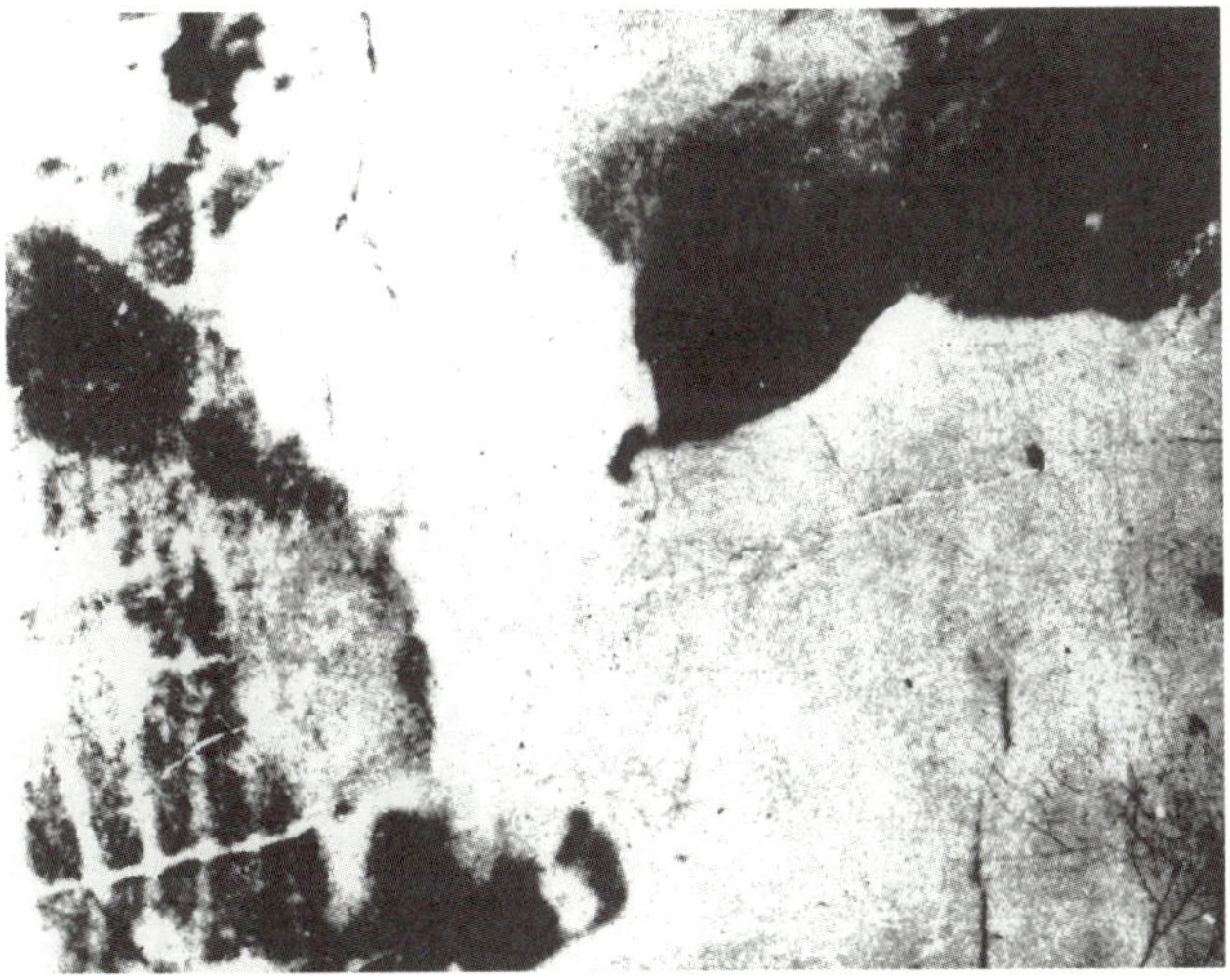

ところで、この写真は何に見えますか？

黒い模様が見えますね。ふだんメガネなどを使っている人は使用して、はっきりと模様が判別できるようにして見てみてください。

なんだかわかりましたか？

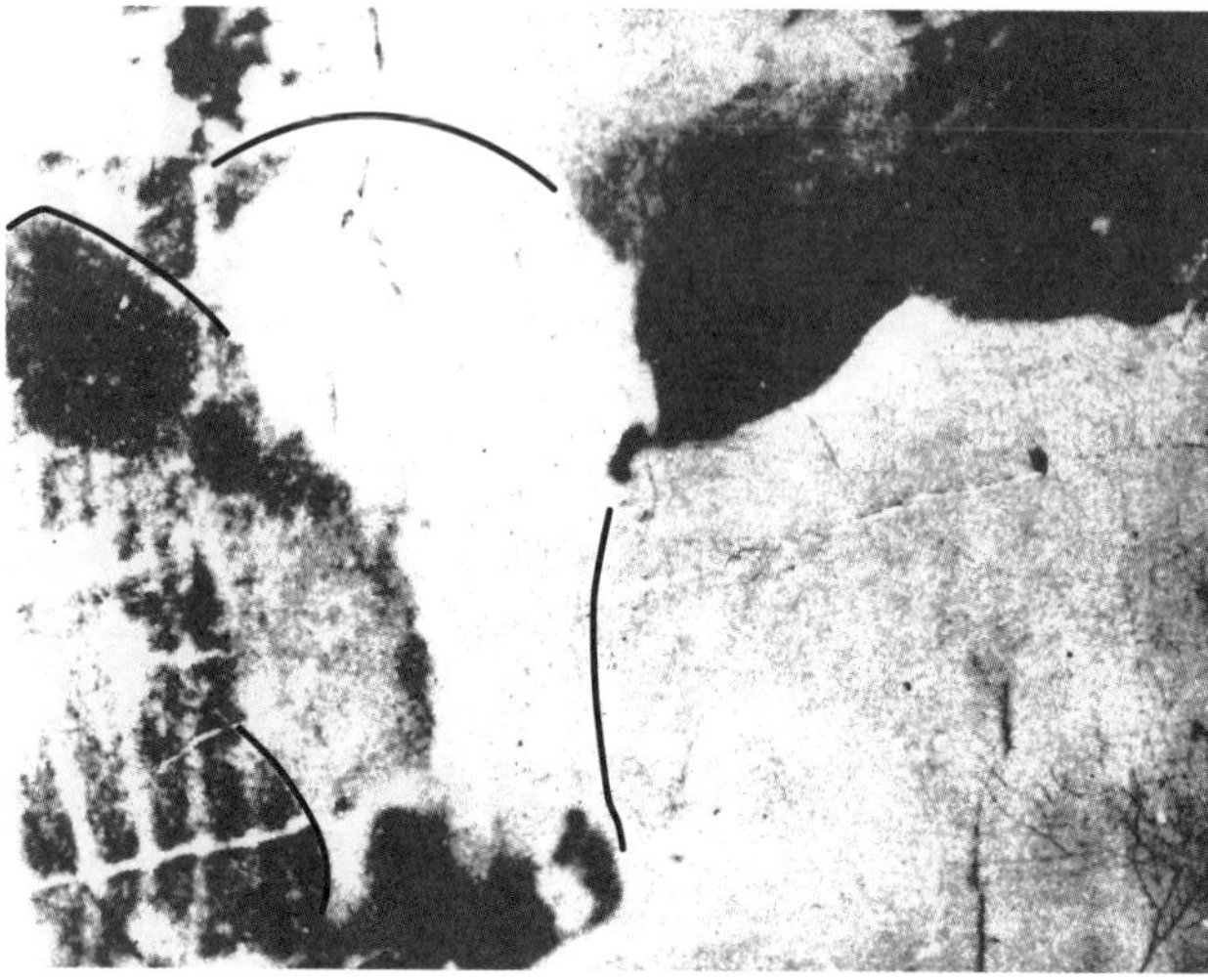

実は、これは牛の顔です。

わかりやすくするために線を引きました。これなら牛だとわかるでしょうか。

模様がはっきり見えていても、すぐに牛だとわかる人は多くありません。一時的にものを見る能力である「視力」に対して、ビジョンとは、見たものを正しく認識する力でもあるのです。

「視力」は、静止した細かい文字や形がどれだけ鮮明に見えるかで判断されます。牛の写真の場合では、白や黒がくっきり見えれば視力がよいということになります。

しかし、ものを見るのに必要な力はこれだけではありません。

毎日、私たちはいろいろなことに目を使っています。目の前にあるものだけではなく、動いているものも見分けています。色や質感、空間の広さや、物体との距離、さらに広い視野など、さまざまなものを見分けています。それも、意識せずとも一瞬のうちに行っているのです。見たものが何か、どんなもので、どこにあるのか、脳は目からの情報、さらにからだの感覚や五感をも使って、そういったことを判断しているのです。

網膜に映った映像（視力）が、脳に過去に保存された情報（視覚）と、からだの感覚と結びつくことにより、一体何を見ているのか理解できてくるのです。つまり「見えてくる」のです。もしそういったプロセスがスムーズに行われないと、視力としてはハッキリ見えていても、それが何であるかわかりません。前述の牛の絵がその典型です。牛を見たことがない人はいなくても、この絵を見ながら脳のどこかにしまってある「牛」とマッチしなければ、牛として見えてきません。ただし、この絵が牛とわからなくても心配いりません。この絵はわざとわかりにくくしてあり、視力と視覚の違いを解説するためにあらわされているからです。

いずれにせよ、視覚には、はっきり見えていることと同時に、それを認識する脳の柔軟性が必要であることを知っていただきたいのです。視力と、脳とからだのかかわり、これらの連携した総合的な本当の見る力が「ビジョン」なのです。

見え方の違いは気づきにくい

見え方に仮になんらかの問題があっても、私たちはそれがビジョンのせいだと気がつきにくいことがよくあるのです。

私たちは成長の過程で、立つ、歩くといった行動や、箸を持つ、自転車に乗るなどの生活に必要な技能を、あるものは人に教わり、あるものは自然に習得します。

そうした中で、例えば「走る」という技能では、友達の走り方と比較することで、自分の走り方におかしいところがないか気づくことができます。速い、遅いといったことも比較できます。

ところが、ものの見え方はどうでしょうか。たしかに視力は比べられますが、親であっても、自分の子どもがどのようにものを見ているのかはわかりません。もちろん、子どもにとっても、他の子どもとの見え方の比較はできません。

たとえ見え方がおかしかったとしても、まわりのみんなが自分と同じようにものを見ているのだと思っていることでしょう。

しかし実際は、ほとんどすべての人が自己流で目の使い方を習得し、異なる光景を個々に見ている可能性があるのです。人と違った使い方をしていても、なかなか気づくこともできません。もしかしたら、見え方の違いが原因で生活に不便が生じているかもしれません。見え方の問題は、学習や運動の能力にも大きな影響があり、もちろん日常生活でも不便が生じますので、できるだけ早く気がついて、ケアしたほうがよいのです。

日本のビジョンケアは完璧か？

ここで我が国のビジョンケアについて少し解説します。

日本でビジョンケアをする人といえば、まずは眼科医となります。つまり、医療としての目のケアがあります。そして、眼科医のもとでさまざまな視能検査を行ったり、斜視や弱視の訓練治療に携わったりする「視能訓練士」という人がいます。この視能訓練士は国家資格です。

しかし、みなさんにとってもっと身近なのはメガネ屋さんではないかと思います。視力が落ちてきたら、まずはメガネ屋さんに相談に行かれるという人は多いのではないでしょうか。しかしながら、ここに一つ問題があります。驚かれるかもしれませんが、我が国にはメガネ屋さんに従事する人のための資格制度が存在しないのです。

海外ではメガネの調製に携わるには3年から8年の専門教育を必要としており、アメリカ、カナダの北米諸国、イギリスおよびフランス、ドイツなどのEU諸国、インド、マレーシア、フィリピン、シンガポールなどの東南アジア諸国、中国、韓国、台湾、香港などの東アジア諸国等、多くの国々で専門教育をベースとした公的資格が定められています。

日本には、そういった公的資格を与える制度が定まっていないため、誰でもメガネ屋さんになれるのです。（公益社団法人）日本眼鏡技術者協会に属するメガネ屋さんは、眼鏡技術向上のために提供される専門的な職業教育を受け、日夜、お客様のビジョンケアのために切磋琢磨しています。しかし、海外のような資格制度がないため、一般の消費者には、そういった勉強を積み重ねているメガネ屋さんと、まったく知識なしで、自動化された検眼機器のボタンを押すだけで得られるデータのままでメガネをつくるメガネ屋さんとの見分けがつきません。

メガネは、かけている人の生活の質にダイレクトに影響します。本書でもビジョンが生活に与えるさまざまな影響についてご説明しますが、そうしたことにかかわる重要なツールの製作を、何の知識も技術もないような人に任せてよいのでしょうか。

現在、日本眼鏡技術者協会では、消費者に正しいメガネが渡るよう「眼鏡技術者国家資格推進機構」として眼鏡技術者の国家資格化を目指し推進しています。しかし、そういったことに何故か反対する人たちもいるようで、その道のりは決して平坦ではないようです。

私はオプトメトリストです

世界を見渡すと、眼科医やメガネ屋さんとは別の、もう一つのビジョンケアを担う目の専門技術者の制度があります。

オプトメトリーは眼科学と光学にわたる総合的な学問で、その分野で資格を得た人を「オプトメトリスト（Optometrist）」（検眼医）といいます。オプトメトリストは視覚機能のスペシャリストとして、メガネの処方、眼病の検診・診断、視覚機能の改善・リハビリテーションなどを行い、高度な医療知識にもとづいて総合的なビジョンケアを実践します。アメリカ、カナダ、オーストラリア、ヨーロッパなど世界47ヵ国（２０１４年現在）で国家資格となっています。

私はアメリカでオプトメトリストの資格を取得しました。

オプトメトリストは、眼病などの診断のほかに、見る力を高めていく役割を担うスペシャリストです。視覚の機能に問題がないかを見つけ、さらに見え方を改善していきます。

オプトメトリストになるには、通常の4年制大学卒業後にオプトメトリーが学べる大学に入学するのが一般的です。4年間学んで卒業し、さらに国家試験と州の試験に合格しなければ開業できません。

私の場合は、オプトメトリーの大学に入るための必須科目をアメリカの大学で取得し、南カリフォルニア・カレッジ・オブ・オプトメトリーという大学を卒業しました。その後、アメリカで国家資格、カリフォルニア州で開業資格を取得しました。

もちろん、メガネ屋さんの資格制度さえない日本では、まだオプトメトリストの資格制度はありません。

オプトメトリストは一体何をするのか？

オプトメトリストは眼科医と同じような検査を行いますが、基本的には治療は行いません。オプトメトリストはメディカルドクターではないためです。しかしメガネの検査の中で、眼病以外にも、脳やからだの病気が見つかることがあります。そういった場合、オプトメトリストは眼科医や脳神経科、内科など、そういった病気の専門医へただちに患者を紹介します。これが、オプトメトリストの仕事が重要な「プライマリ・ケア（第一のケア）」と呼ばれるゆえんで、気軽に受けられる日常的な目の検査の中で、大きな病気の早期発見を可能にすることができるからです。

このように、視力低下には、単に近視や遠視などの問題ばかりでなく、目やからだの病気が原因となることもありますので、オプトメトリストが制度化されていない日本では、まずは眼科で健康な目であることを確認されることをおすすめします。その後は、眼科の先生の処方箋でもいいですし、あるいは、ちゃんと勉強している、信頼できるメガネ屋さんを見つけて、検眼してもらい、いろいろじっくり相談して、納得のいくメガネをつくればいいと思います。

さて、オプトメトリストの仕事はこれだけではありません。この本のメインとなる「ビジョントレーニング」がそれであり、オプトメトリストの最も得意とするユニークな仕事です。しかし、何故そのようなトレーニングが必要なのでしょう？

ちゃんと見えていない目

人間の情報収集の80パーセント以上が視覚に依存している以上、私たちの日々の行動や成果は「見る」ことに大きく影響を受けます。私たちの目は、私たちと私たちを取り巻く世界とを結ぶ、いわば「架け橋」といえます。たとえ眼科の先生が太鼓判を押すような、視力もよく健康な目であっても、その使い方になんらかの不備があれば、生活の質を著しく落としていることがあるのです。

私たちがものを「見る」ということは、テレビのスイッチを入れるように、ただ単に目を開けていればいいということではなく、また、視力さえよければ、本当に「見えている」とはかぎらないのです。

子どもが学校で学ぶとき必要となるのは黒板がはっきり見えている視力だけではありません。例えば眼球運動、つまり目を上手に動かす技術が未熟だと、本の行を飛ばして読んでしまうことがあり、本の内容を理解できず、まわりからは読書が嫌いな子、脳力が低い子と誤解されます。また、形の認識が正確にできない子どもは、図形の問題などで苦労することになります。また、会社でも、ピント合わせがうまくいかないと、つまらないミスを起こしたり、眼精疲労を起こしがちで、なかなか仕事がはかどらないことがあります。

高齢になり、目の機能が衰えてくると、ものをとり落とす、つまずく、人にぶつかるなど、からだの動きや手足のコントロールにも大きなマイナス要因となってくるのです。

スポーツでは視力以外の目の力もフル回転させなくてはいけません。動いている目標物を正確に目で追う力、グラウンドを広く見渡せる周辺視野、瞬時に目で反応する力、ボールやフェンスとの距離を正確に読み取る両目のチームワークなど、実に多岐にわたる目の使い方を要求されます。しかし、こういった機能になんらかの不備があると、体力は十分でもスポーツのパフォーマンスに陰りを落とします。

たとえ健康であっても「ちゃんと見えていない目」を持つ人は、みなさんの想像以上に多く、毎日のさまざまな場面で、知らないうちに足を引っ張られていることがあるのです。しかしこういった症状は病気ではないので、眼科の検査ではスルーされてしまいます。多くの眼科医にとっては病気でさえなければ問題と感じられないのです。

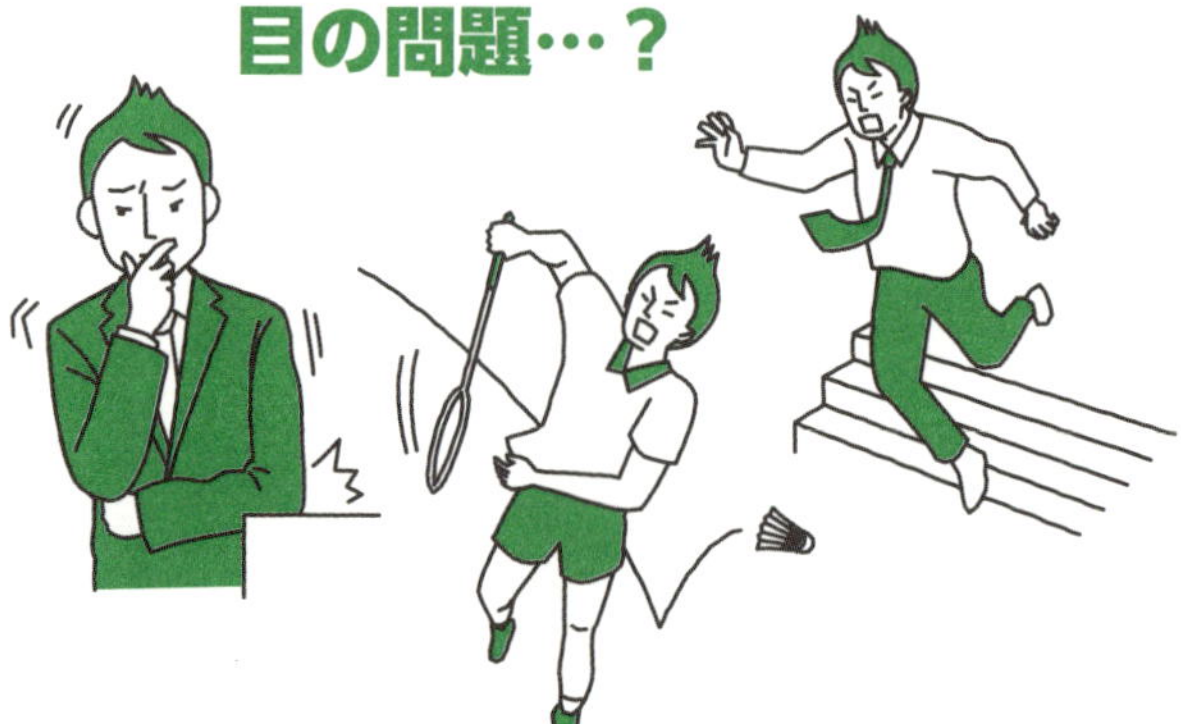

ビジョントレーニングとは？

オプトメトリストは、目とからだの協調性や、思考や知能との関係まで掘り下げて追求し、視力だけでなく、ビジョン全般を診断し、改善していきます。これがオプトメトリストの特徴であり、「ビジョントレーニング」あるいは「ビジョンセラピー」を指導する役割を担います。

トレーニングといっても、筋力トレーニングのように力を増大させる、といった意味合いのものではありません。「目をトレーニングする」というと、近視を治して視力をよくしようという「視力回復トレーニング」を思い浮かべる人がいるかもしれませんが、目的がまったく違います。また、前述の視能訓練士による斜視や弱視のトレーニングとも、オプトメトリストのビジョントレーニングはその手法、根本的な考え方において大きく異なります。

オプトメトリストの基本コンセプトには次のような言葉があります。

“Vision can be learned and improved.”

《ビジョンは学ぶものであり、向上できるものである》

ビジョントレーニングは、この考え方にもとづき、さまざまな道具や手法を用いて、目や脳に新しく理想的な習慣をつけさせ、「ビジョンの質や技術」を高めていく学びのプロセスなのです。

健康な目であっても、うまく機能していなければ、その働きを改善させ、よりよく機能できるようにします。つまりマイナスをゼロに持っていき、さらにプラスへと働きかけるのです。学校で遅れをとっている子どもから、日常生活における目の機能による問題を抱えている人、そして成績向上を目指すスポーツ選手までと、その対象には限りがありません。

アメリカでは1950年代ごろから教育にビジョントレーニングが取り入れられています。例えば、読むことや書くことに悩んでいる子どもたちに、ビジョントレーニングを行うと、見え方だけではなく、学習能力をも改善できることがわかったのです。

1970年代からは、スポーツ分野でもビジョントレーニングが始まりました。メジャーリーグやNBA（プロバスケットボールリーグ）、NFL（プロアメリカンフットボールリーグ)、オリンピック競技などのアスリートが、ビジョントレーニングを取り入れることで大きな成果を挙げています。

また近年では、脳梗塞など脳の病気を患った人たちの回復後のリハビリトレーニングの中にもビジョントレーニングが取り入れられるようになってきました。

これをニューロ・オプトメトリック・リハビリテーションといいます。脳に起こった病気は、ものを見る際にも大きく影響することがあります。脳のほうは回復しても、見え方に問題が残り、以前の生活の質を取り戻すのが困難になることもあるのです。

我が国ではオプトメトリストの仕事内容が、１９９０年代からテレビや雑誌、本などで紹介されるようになってきました。当時、テレビ朝日系列で放映していた、「ニュースステーション」という番組の特集で、ビジョントレーニングについて紹介しましたが、たいへん大きな反響がありました。

このようにして、少しずつではありますが、「目をトレーニングする」ことの重要性が日本でも知られるようになり始めてきたところです。

ビジョントレーニングは楽しい

ビジョントレーニングといっても、からだを動かして行う体操のような内容だったり、ブロックやパズルなどのおもちゃで遊ぶような内容であったりするので、子どもたちから大人まで、とても楽しんで行うことができます。学校は嫌いでも、ビジョントレーニングに来るのは楽しみ、と言ってくれる子どももたくさんいます。

私は私の研究所（特別視機能研究所）で、さまざまな年齢層の人たちに目の使い方を指導しています。目の使い方や、見え方の不調に悩んでいる人、また、もっとビジョンをよくしたいというスポーツ選手のような人も大勢トレーニングに訪れます。子どもたちもたくさん通っています。

脳力アップやレベルアップのためにトレーニングの有効性が考えられるわけです。

ビジョントレーニングは、目だけではなく、目から入ってくる情報をうまく処理できるように、脳の働きもトレーニングします。目と脳の働きを相互によくすることができるのです。

脳に伝わる情報のうち約80パーセントは視覚からもたらされるわけですから、目からの情報が正しく脳へ伝わると、脳は刺激を受けて活性化します。そして、脳が活性化すると見る力もよくなってくるという相乗効果が生まれるのです。

そして、トレーニングの成果があらわれるとますます楽しく、面白くなるのです。

見る力は技術ですから、何度もくり返し行ったり、定期的に続けて行うことで身につきます。

年齢を問わず、ビジョントレーニングの効果があらわれやすいのは、やはり続けることができた人です。本書で紹介するビジョントレーニングは、誰でも簡単に無理なく行えるものを選びました。そして、なるべく特別な道具も必要としないものにしました。一度きりではなく、続けて行うことが大切だからです。

また、いくつか書き込み式のトレーニングもご紹介

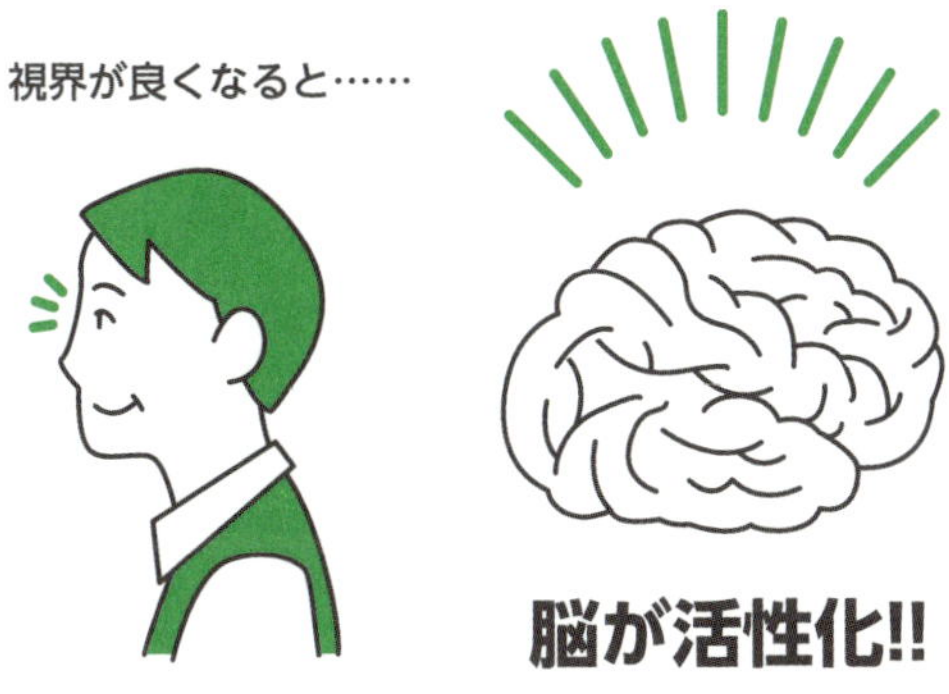

しましたが、ビジョントレーニングの理論を理解した後は、本書がなくてもくり返し行えるように、生活の中で手に入れやすい道具などで行う方法をご紹介しました。

健康づくりのための一つの習慣として、ビジョントレーニングを続けてみてください。

第2章

見る力を保つために

見る力の種類

感覚機能、運動機能、情報処理機能

視覚機能は、大きく分けると「感覚機能」「運動機能」「情報処理機能」の三つがあります。

「感覚機能」は、視力を含めた眼球としての「見え方」を意味します。

その中でもまず重要なのは、視力です。感覚機能が優れていればいるほど、ものがはっきり見えているということになります。視力はみなさんよくご存じのように、健康診断などで行う、いかにはっきりとものが見えているかの測定です。見ているものの形やディテールをとらえる能力のことです。一般には一定の距離（通常5メートル）のところにあるランドルト環の切れ目が、どのくらいの大きさまで見えるかということを基準にはかり、数値化します。

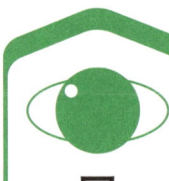

視力が１・０以上あると、視力には問題がないと判断されます。視力がよいと、景色や人の顔、文字をはっきり識別することができます。例えば、車の運転には、「両目で０・７以上見えること」などの条件がありますね。

これはカメラでいうフィルムにあたる人間の目の網膜にいかに理想的な解像力が備わっているかを意味します。仮に近視や遠視や乱視などの理由で裸眼視力が低くても、メガネやコンタクトレンズで矯正して視力検査の結果がよくなるのであれば、同じようにその網膜は優れた解像力を持っていることを意味します。

ところで、この視力には遠方視力と近方視力の2種類があります。健康診断で一般的に行う視力検査は遠方視力です。これに対して、近方視力は50センチから30センチといった近くにあるものを見る視力です。これは健康診断などではあまりはかりません。実はここに大きな「落とし穴」があるのです。

遠方視力がよくても、近くのものがよく見えないという場合があります。まず思い浮かぶのが老眼です。しかし、これはよく知られているので自覚しやすいものです。問題は、老眼ではないもっと年齢の若い人の目にもそういったケースがあり、それが意外に知られていないということです。眼科医の先生も知りません。また、メガネ屋さんもあまり知りません。

小学生などで、遠方視力は1・0あるのに、手元の文字にうまくピントが合わず苦労していることがあります。あるいは板書をスムーズにできず、授業で遅れをとってしまうケースもあります。学校の先生は、遠方視力がよければ、その子の目はどの距離もはっきり見えていると思い込んでいます。まさか黒板の文字にすぐにピントが合わなかったり、あるいは手元の本の文字が時折ぼやけてきたりする子どもがいるなどとは思いません。

オプトメトリーのある国では就学検査でも近方視力を一緒にはかりますが、日本ではまずはかりません。子どもたちのこういった目の問題に早く気づくようにし、学業での負担を取り除いてあげられるよう、遠方視力と近方視力をセットではかるべきなのです。

近視

さて遠方視力の低下の原因としてまず考えられるのが近視という屈折異常です。

近視は、一般的に測定される遠方視力を調べればまずわかりますし、遠方視力が落ちると生活していてもいろいろと不便なので、見過ごされることは比較的少ないといえます。ただし車の運転もせず、外出が少なく、家にいることが多い人は、近くのものがよく見えるのであればさほど不便を感じないこともたしかにあります。

目に届いた光の情報は眼球内で屈折し、眼球の裏側にある網膜で像を結び、それが脳に認識されます。近視は、網膜より手前に像を結ぶためぼけてしまう状態です。

原因として眼球の大きさが関係していることが考えられます。つまり眼軸がやや長めだと近視の状態になりやすくなるわけです。また角膜、つまり黒目の表面のカーブの強さも影響します。しかし、近視になる、あるいは近視が進む理由は、生活環境により目が

近視

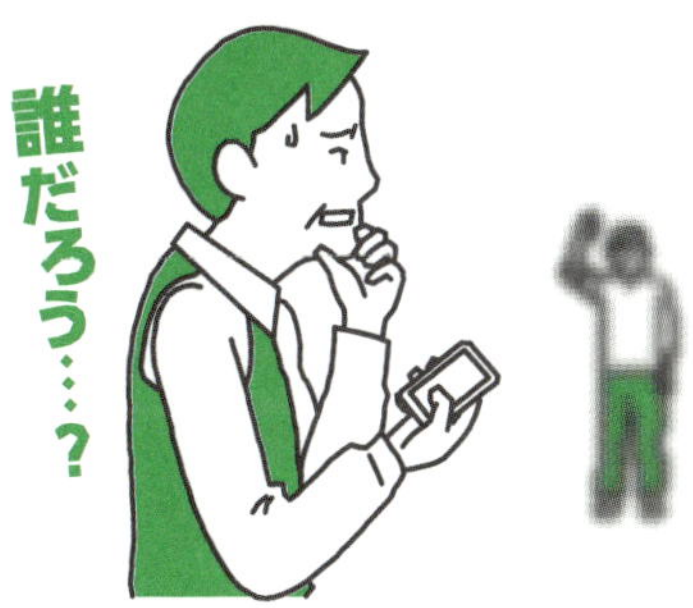

変化していくことが原因となっているケースが実に多いのです。つまり、近くの細かい文字や絵を見続けることです。この時代、私たちが得る情報のほとんどはパソコン、スマートフォン、ゲーム、電子書籍など、手元30センチから40センチに集中しています。それは21世紀に入りさらに加速しました。こういった情報を見続けることを強要される現代生活では、目の調節を司る筋肉が緊張しっぱなしで、緩める機会を与えられずにいます。

この生活環境下で目を使い続けると、最初は仮性近視と定義されるように、視力もさほど悪くないものの、日によって調子が変わったり、スムーズにピント合わせができなかったりという状態が続き、やがてほんとうの近視として進行してしまうことになります。

眼科では仮性近視を緩和する点眼薬などが子どもに処方されますが、いかんせん、現代っ子はゲームが大好き。しかも勉強を学校からも塾からも詰め込まれるという時代、仮性近視がもとに戻るチャンスをなかなか与えてもらえません。

一方で、メガネをかけなければ黒板の文字が見えず、勉強に支障をきたします。その結果、近視のメガネをつくるということになります。しかし、メガネをかけたうえにまた同じようなストレスを目にくり返せば、近視の度数が進んでいくことは免れません。

また、「近視を進めたくないから」と、子どもが黒板の文字さえ見えなくて困っているのに、メガネをかけさせないようにしている親御さんが時々いますが、それは本末転倒です。見えにくい状態でいることはかえって目の負担を増やします。がまんさせずに「適切なメガネ」を使用させるべきです。

ところで、この「適切なメガネ」というのが実はとても難しいのです。単に視力のために度数を適当に選んでつくってしまうメガネが巷にはあふれかえっており、そういったメガネは「適切なメガネ」とはいい難いのです。先ほどもいいましたが、我が国にはメガネをつくるための資格制度がないからです。黒板の文字がちゃんと見えると同時に、手元の本の文字を読むときに目に負担がかからないよう、また、両眼視機能

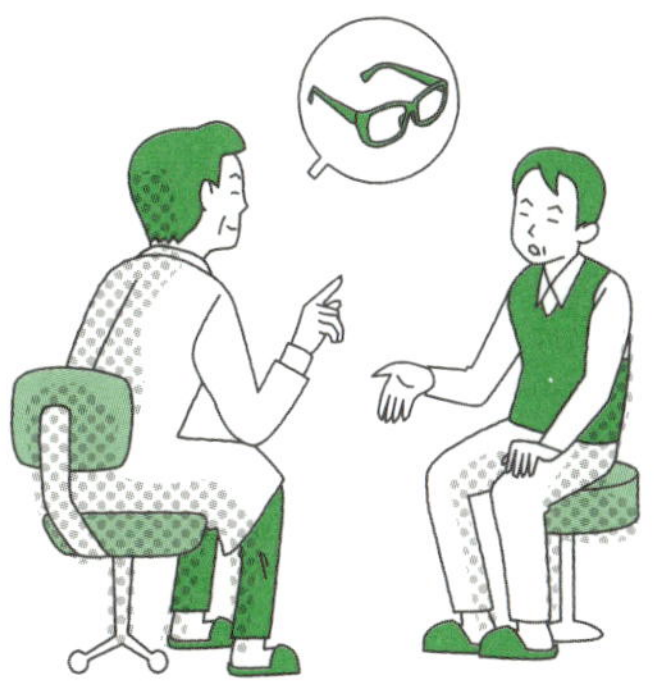

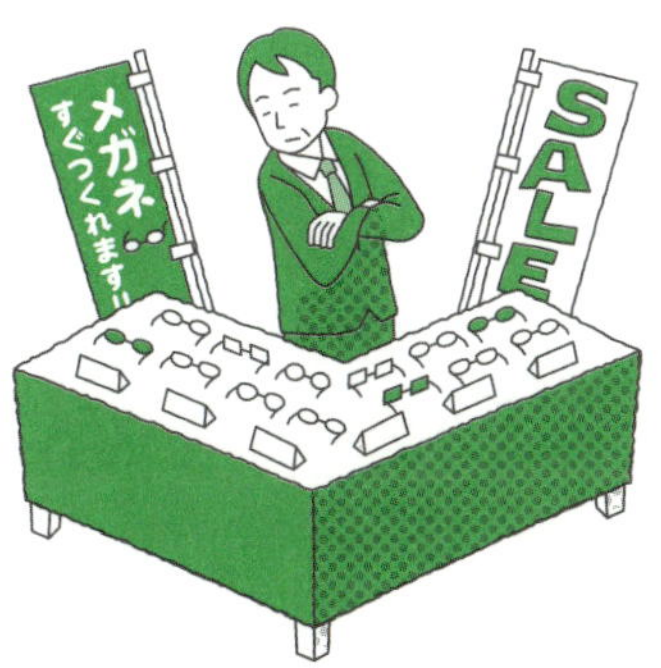

（59〜62ページ）をしっかり考慮したメガネをつくってくれる、あるいは、この本でご紹介するような目の体操を提案してくれる、目のケアの専門家を探さなくてはいけないのです。

近視は凹レンズで矯正します。

遠視

近視と比べて、気づきにくいのが遠視です。特に若年層では気づくのが難しい傾向があります。若年層では、遠視による遠方視力の低下がさほど大きくないからです。しかし30代後半からの遠視は視力測定で目立ち始めます。

遠視は近視とは反対で、遠くから来た光の情報が目

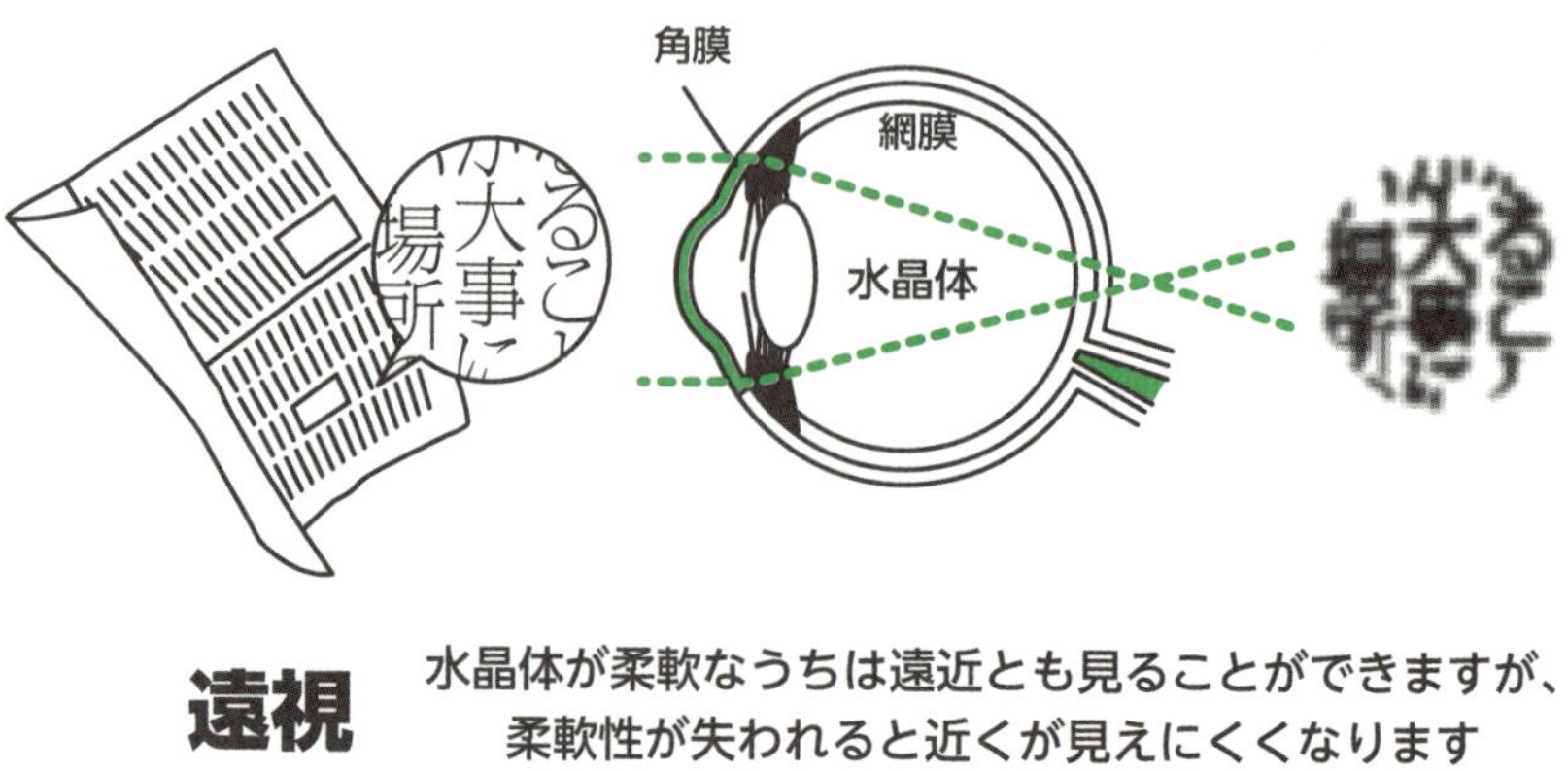

遠視 水晶体が柔軟なうちは遠近とも見ることができますが、柔軟性が失われると近くが見えにくくなります

に入った後、網膜よりも後ろに像が結ぶ屈折の状態です。

近視との違いは、目がその屈折を一時的に「修正」できることです。水晶体によるピント合わせの力を借りることにより、この修正が可能となるのです。つまり「見えてくる」のです。こうしてピント合わせに頼ってなんとかものを見ることができるので、遠視が潜んでいるのに気づかないケースがよくあります。特に若い目の場合はそうなります。反対に老眼にだんだん近づいていく年齢層では、この水晶体によるピント合わせの修正の余力が限られてくるので、うまくできず、視力が影響を受け、遠視に気づきやすくなります。

一般に、子どもの場合は、遠視があっても、遠くも近くも視力がよければメガネは必要ないとされており、若い人の遠視メガネは、視力がよければまず処方されません。

しかし、本当にそれでいいのでしょうか？

遠視の目が水晶体の力を借りながら像を網膜上に結び、がんばり続けると、もちろん、個人差はありますが、後で大きなツケが回ってくることがあります。ひどい場合には、両目が内側に寄ってしまう遠視性内斜視になったり、そこまでいかなくとも、非常に疲れやすい目になる可能性があります。

遠視があると、遠方はさることながら、特に近業、つまり勉強や事務系の仕事が負担となりがちです。近くのものを見続けるとき、遠視の場合はそうでない目に比べ、一層がんばらなくてはならず負担が大きいのです。

また、水晶体の、いわば柔軟性も関係して、疲労が蓄積することで目がさらに疲れやすくなり、近方視力が安定しなかったり、集中力が続かなかったりします。細かい作業をつらいと感じることもあります。本を読む際は、最初ははっきり見ることができたとしても疲れやすく、すぐに飽きてしまうことも。しかし子どもの場合などは、「見にくい」ではなく、「僕は、本は好きじゃないんだ」という反応になって返ってくることになるのです。

水晶体の柔軟性が十分で、ピント合わせを疲れることなくできる目では、多少の遠視は問題になりません。しかし、こういったことの苦手な、柔軟性の低い目では、軽い遠視でも大きな負担となることがあるのです。

特に不便がなくても、見やすさや、目の負担軽減を考慮して、メガネを用意するということはとても理にかなっています。

もちろん、遠方も近方もよい視力を得られるのに、遠視ならすべてメガネをかけるべきだとはいいません。例えば本を読むときだけ遠視のメガネを使用してもいいのです。つまり読書用メガネです。目に負担をかけないように先手を打ってメガネを用意し、近いところで小さい文字を読むというストレスをやわらげ、目を保護しようというのです。メガネは、視力矯正としての道具ばかりでなく、正しいビジョンを保つために、目の負担を減らすための道具にもなります。

残念ながら、日本では裸眼での視力回復を好む傾向が強く、それを目指すあまり、負担軽減を目的とするメガネを用意することはきわめてまれです。しかしこれも、前述の「適切なメガネ」をつくってくれる専門家であれば、提案してくれるでしょう。

年とともに、ピント合わせの力が衰えてくると、今度は遠視の目は、遠くも近くも見えにくくなります。まだ30代後半くらいなのにすでに老眼のような症状が出る人がいます。

さらに40代を過ぎると、それまで遠視ではなかった人でも遠視が出てくる可能性があります。これは目の中の加齢による生理的変化が原因であることが多いのです。

こういった遠くも近くも見えにくい「目のシニア層」の人の場合、手元を見る老眼鏡は持っていても、遠方視力はよいと思って、ふだんはメガネをかけないことが多いのですが、遠方用としてのメガネをかけると、裸眼のときより数段視界が明るくなり、びっくりされることはよくあります。

遠視は凸レンズで矯正します。

乱視

乱視も目の屈折異常ですが、近視や遠視と違い、遠くでも近くでもうまく焦点が合いません。

主に角膜が、普通のボールのように球面ではなく、むしろアメリカンフットボールのボールのようにカーブの強さの異なる面を持っているために起こります。近視や遠視と一緒になって起こることもあり

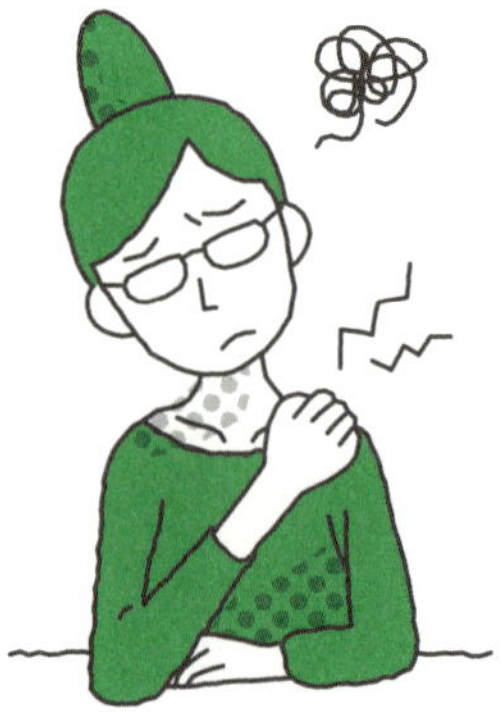

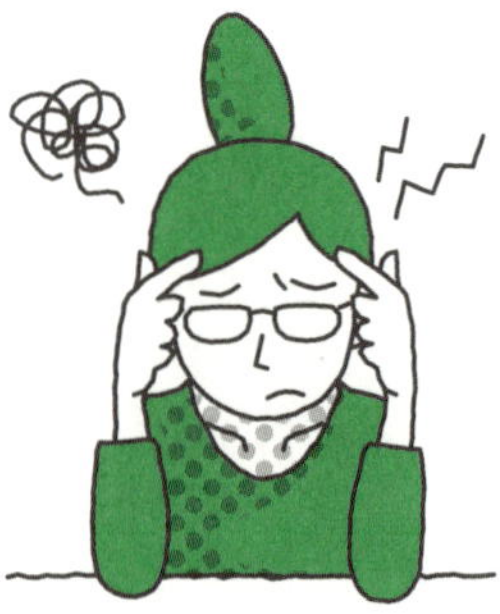

ます。そのゆがみのために網膜上にも、他のどこにも鮮明な像が結ばれない状態なのです。乱視もちゃんと矯正されていないと眼精疲労などを起こしやすくなります。

乱視はシリンダー（円柱）レンズという レンズの力を借りて、正確な像を網膜上に結ばせる必要があります。

老眼

水晶体の弾力性の低下や、目の筋肉の衰えなどで水晶体の厚みを変えることができなくなり、手元の文字にピントを合わせるのに時間がかかるようになり、また合わせることができなくなるのが老眼です。

たしかに老化によって生じることなので「老眼」と呼ぶのは仕方ありませんが、水晶体の弾力の低下はすでに10代から始まっており、たまたま40代になって初めて手元の文字を読むのに支障をきたすことになったのを「老眼」と呼ぶわけです。今の40代の人はみな、まだまだバリバリ元気で現役ですから、もう少しよいイメージの名前に変えるとよいのかもしれませんね。

老眼では手元の小さな文字を読むのに苦労します。また近くを見ていて、急に遠くへ視線を移したとき、目標物にすぐにピントが合わないことも。そのほか、眼精疲労を感じるようになったり、本を読むときや細かい作業をするときに集中力が続かず、疲れやすくなったりします。

しかし、メガネを使用している人はちゃんとそのメガネをかけたうえでの症状で判断しなくてはなりません。例えば、近視の目の場合、メガネなしの裸眼状態では、老眼でも手元がよく見えるので、老眼が始まっていることに気づきません。また乱視が少し入っている目では、老眼年齢になっても、遠くも近くもまあまあ見えてしまうこともあり「私はこの年になっても遠くも近くも見えるんだ」と自慢され

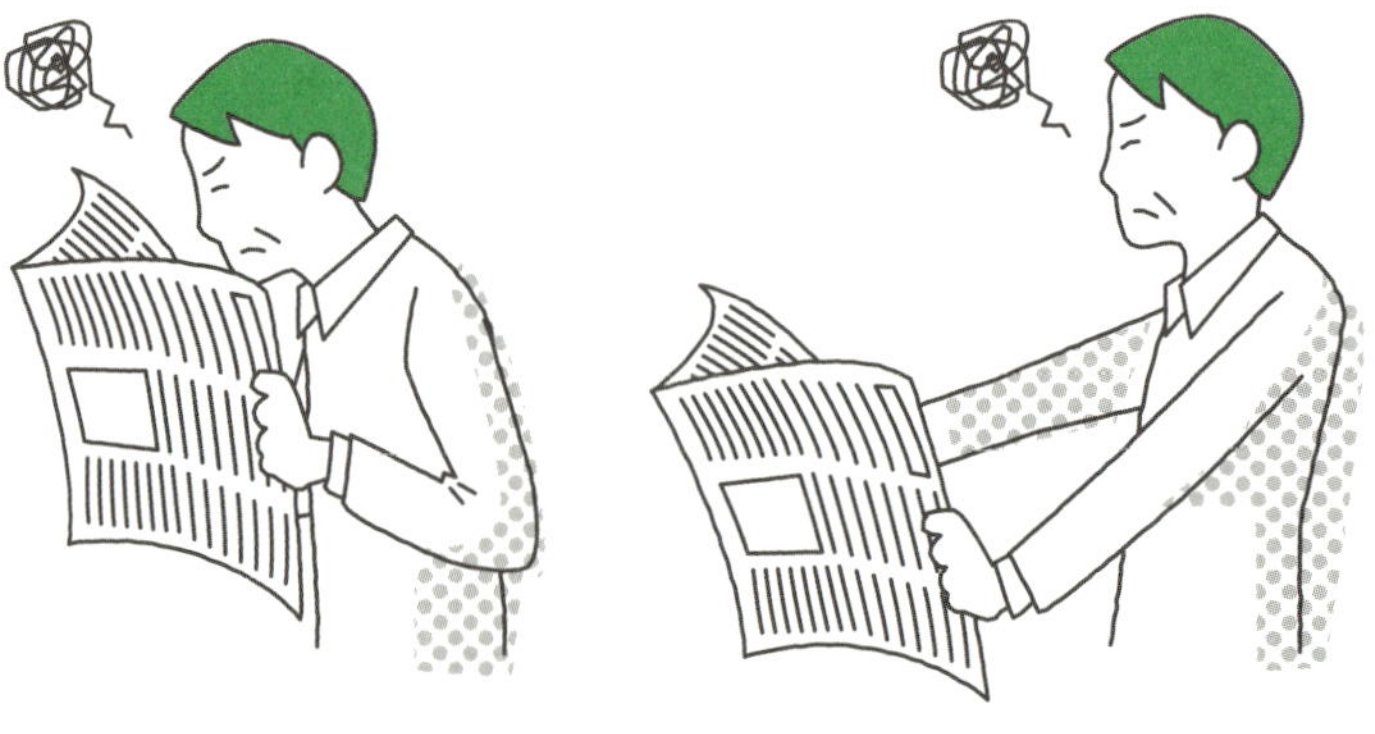

ているケースもあります。

スタートの時期の個人差はあっても、老眼にならない目はないのです。

老化を認めたくないという気持ちからか、老眼鏡の使用に消極的な人がいらっしゃるのですが、老眼鏡は早めに使ったほうが賢明です。老眼を使うと老眼の進行を早めると思っている人が多いようですが、老眼は年とともに進んで行きます。がまんしていると、目や脳に大きなストレスをかけてしまうこともあり、老眼鏡を使って目の負担を減らし、目をいたわったほうが、目はながく元気でいられます。

視力低下をともなう病気

視力低下の主な原因は、これまでお話ししてきた近視や遠視などの屈折異常の可能性が大きいのですが、いつも必ずそうであるとはかぎりません。

目の疾患や、また脳やからだの問題でも視力低下は起こることがありますので、そこはぜひ原因をクリアして欲しいのです。したがって視力低下を経験したら、まずは眼科で目の検査をすることをおすすめします。

見え方に影響を与える目の病気にはいろいろありますが、白内障と緑内障がその代表です。それぞれ「しろそこひ」「あおそこひ」などと呼ばれ、古くから知られている病気です。

白内障は水晶体の部分が加齢などによって白く濁ってくる病気をいいます。もともと水晶体は透明なのですが、白内障になってそれが白く濁ってくると、光の情報が網膜に届きにくくなります。症状は、視界全体がかすんで見えてくることや、また初期では光をまぶしく感じたり、一時的に近視傾向になったりすることさえあります。白内障は老化現象ではありますが、他の病気に起因していたり、他の病気の原因となったりする場合もあり、眼科でしっかり調べてもらうべきです。

白内障の場合、生活に支障をきたすような視力になってきたら手術をすすめられるでしょう。今は水晶体を摘出すると同時に眼内レンズを入れる手術が主流です。負担も少なく、入院も短くなっているようです。

緑内障は、眼内の圧力が異常に高くなり、目から入ってきた情報を脳に伝える視神経に障害が起こり、視野が狭くなる病気です。見える範囲が少しずつ狭くなっていきます。しかし進行スピードは非常にゆっくりであるため、また、最初は片目から始まるため、かなり進行するまで自覚症状がありません。気づいたときには病気がずいぶん進んでいることもある怖い病気です。失明することもありますから、眼圧と眼底検査、視野などを中心に定期的に調べてもらいましょう。

緑内障の治療には、眼圧を下げる点眼薬が使われるほか、レーザーや外科的手術による治療も行われるなど選択肢も増えています。

その他の視力低下の原因で、意外に知られていないのが「円錐角膜《えんすいかくまく》」です。これは角膜の中心部分が、徐々に乳頭のように飛び出してくる疾患で、メガネでよい視力を出すのは難しくなります。男性に多く、若いときに片目から始まります。円錐角膜用のハードコンタクトレンズが選択肢となりますが、角膜移植をすすめられることもあります。

そのほかには、網膜の中で一番視力の出る箇所である黄斑部《おうはんぶ》に起こる加齢黄斑変性症《かれいおうはんへんせいしょう》や、さらに、高血圧による網膜症などで視力に影響が出ます。

また、脳腫瘍《のうしゅよう》などによる視力低下もありますし、また脳の病気では複視、つまり突然ものが二つに見える症状が起こることもあり、これは対処に緊急を要する場合もあります。

いつもと見え方が違うと感じた場合は、脳やからだの病気が影響している可能性もありますから、早期に診察を受けることが大切です。


そういった病気の可能性がないとわかったなら、低下した視力を補うためにメガネやコンタクトレンズを使うことをおすすめします。

巷《ちまた》には近視や乱視などで下がった視力をトレーニングによって取り戻すことができるという「視力回復センター」といった施設もありますが、私はそういったことが簡単にできるとは思いませんし、またそういった施設は、目についてちゃんと勉強しているスタッフがいることはまれです。

視力が低下した理由、あるいは近視が進む理由には、この次に解説する「運動機能」に原因がある場合もあります。

いずれにしても大切なのは、目の見え方が変化するものだということを理解して、定期的に見え方をチェックするようにしてほしいということです。

さて、視覚機能の「感覚機能」の次は、「運動機能」について解説します。

目の運動機能

目の「運動機能」とは、ピント合わせ、眼球の運動能力、そして両目のチームワークの三つのことです。これらの機能は、場合によっては、視力以上に重要になることがあり、また、視力とは異なり、トレーニングで向上できる能力です。

ピント調節機能

私たちが見ようとする目標物は、うんと遠く離れた距離からすぐ目の前まで、いろいろな距離にあるはずです。すると、目は目標物の距離に応じて、ちゃんと見えるように焦点合わせ、つまりピント合わせをしなくてはなりません。この仕事を行うのが水晶体です。水晶体レンズのお陰で、遠くから近くまで、見ようとするものの距離に応じて鮮明な絵を手に入れることができるのです。

そして、この水晶体をコントロールしているのが毛様体筋《もうようたいきん》です。手元の文字には毛様体筋が水晶体を膨らませ、遠くの景色には水晶体を扁平にしながらピントを合わせます。この筋肉が行うピント合わせ機能を専門的には「調節」あるいは「調節力」と呼びます。見る対象物にピントを合わせ、クリアな映像を手に入れる機能です。

実は、毛様体筋は「平滑筋《へいかつきん》」という種類の筋肉で、自分の意思でコントロールできる骨格筋のような随意筋ではなく、自律神経に支配された、例えば、胃とか腸の筋肉と同じ種類のデリケートな筋肉なのです。目に入った光が、網膜より手前または奥で像を結んでしまうとものがぼけて見えます。そのぼけに脳がただちに反応し、毛様体筋を働かせるのです。つまり私たちの意思に関係ないところでピント合わせが機能しているわけです。

したがって、調子のよいときは遠くや近くのものにうまくピントが合いますが、疲れやストレス、緊張などがあると、ピント合わせの仕事を柔軟に達成できないことがあるのです。そのようなときには、たとえ若い人の目であってもスムーズにピント合わせができなくなってしまいます。

目がものを見るしくみはよくカメラにたとえられます。たしかにカメラにたとえることにより、目の構造は解説しやすくなりますが、ビジョンを考えるとき、その概念はむしろ誤解を生みます。目はカメラのようにシンプルなものではないのです。

前述のように、若い人の目で、老眼のような症状を見せ、近方検査で視力低下がみつかるケースがあります。若い目なのでピントを合わせる「力」はあるのですが、「柔軟性」に欠けるため、ピント合わせをうまく使いこなせていない目なのです。こういった目に対しては、ピントを合わせる感覚を向上させるトレーニングをすることがありますし、また、若い人でも読書やパソコン用のメガネをつくることをおすすめすることもあります。

さて、残念ながらピント合わせのスピードや能力は、加齢による筋力の衰えや、水晶体組織の変性などで低下してきます。つまり年をとると手元の文字にピントを合わせにくくなってくるのです。あるいは、ピントを合わせられたとしても、以前よりも時間がかかるようになってきます。これが老眼で、だいたい40代なかばから始まります。老眼の場合は、前述の若い目の柔軟性を欠いている状態とは違い、トレーニングで改善することはかなり難しくなります。メガネ、あるいはコンタクトレンズを使うのが一番よい選択だと思います。

老眼になったら、手元の文字のよく見える老眼鏡や遠近両用メガネを使うことをおすすめします。手元が見にくいのをがまんして、老眼であることを拒否しながら暮らしていると、からだにもストレスがかかってしまいます。最近は遠近両用のほかに、中近両用メガネといって、手元のパソコンやデスクワーク周辺が広く使えるタイプのレンズなども発売されていますから、メガネ屋さんに相談してみましょう。

また、遠近両用コンタクトレンズもうまく使えば便利ですし、普通のコンタクトレンズでも若いときの度数を少し調整することにより、メガネ要らずでしばらく過ご

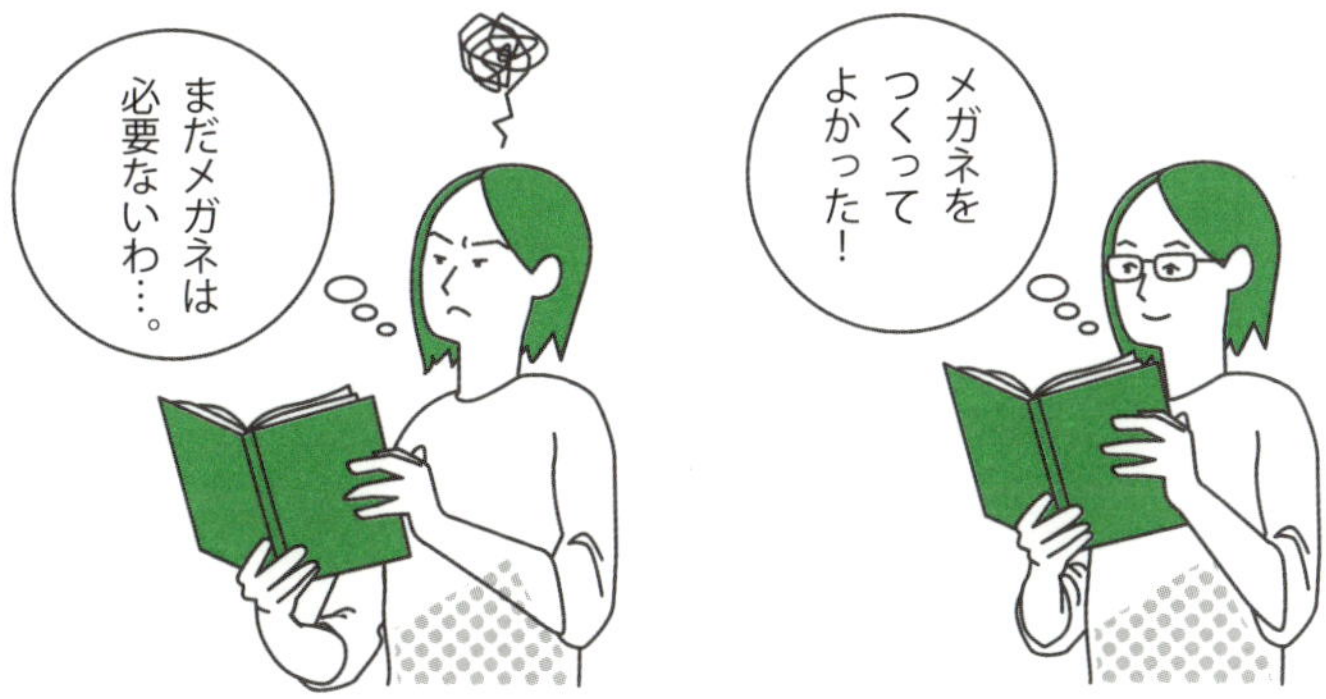
メガネをつくってよかった!
まだメガネは必要ないわ…。

せます。

ただし、そういったことに精通したコンタクトレンズのクリニックのアドバイスが必要です。メガネと同じで、ただ視力検査の結果がよくなるコンタクトレンズをつくってくれるところはいくらでもありますが、患者さんの年齢や仕事、趣味、行動範囲などを考慮してコンタクトレンズをつくってくれるところは多くはありません。

眼球運動

眼球運動とは目を動かす能力のことです。しかし、単に動かせればいいというわけではありません。「素早くしかも正確に、そして広範囲に」動かせることが理想なのです。目を上手に動かすことができなければスポーツはおろか、生活にも支障をきたすことになります。

脳に伝わる情報の約80パーセントは目から入るというのに、こんな重要な目の運動コントロールが注目されなかったのは、これまたなんとも不思議なことです。

本を読むときも、飛んでくるボールをとらえるときも、自動車の運転をしているときも、そして好きな人の顔を見つめるときも、とにかく朝から晩まで、私たちは眼球を動かしているのに、その能力が問われることはあまりありませんでした。目を動かすことなんて、できて当たり前のように思われてきたのです。

私たちは、毎日さまざまなものを目で追って生活しています。しかし、近年は多くの情報がすぐ目の前にあるパソコンやタブレット、スマートフォンなどから得られるので、眼球をしっかり隅々まで動かす機会が減ってきています。目が運動不足なのです。

また目の動きは、自分のからだの中でもわかりにくいものです。つまり、自分で自分の目の動きを見ることはできませんし、自分の目の動きについてチェックしたことのある人はまれでしょう。計測し

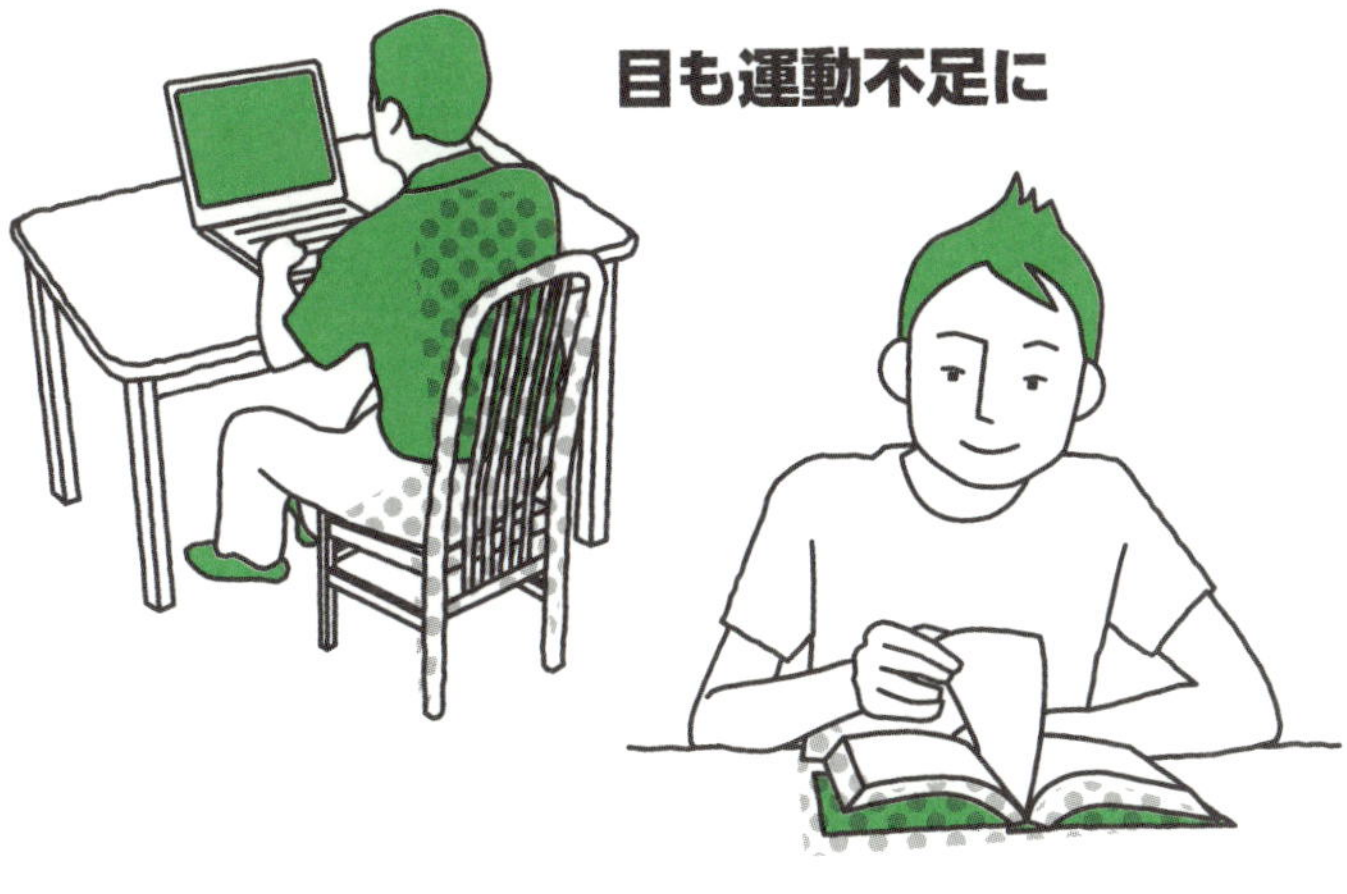

た視力は比べられますが、視力がよければ、目がちゃんと動いているかどうかは問題にしないのが普通でしょう。

目には、片目で六つずつ、合計12の目を動かす筋肉がついており、それらが実に繊細にかかわって両眼をコントロールしています。「外転」「動眼」「滑車」という三つの脳神経が、左右六対の筋肉の動きの指令を出すという、たくさんの組み合わせがあります。例えば、眼球を水平に動かすときと、斜め上方向に動かすときとでは、異なる目の筋肉がかかわらなくてはならないというように、動きはまことに複雑微妙です。

そのうえ、私たちが目を使うときには、この後でお話しする「両目のチームワーク」なるものが求められます。つまり、一つの目だけでなく、両方の目が一緒に動き、連動しなくてはならないという難しさがあります。

例えば、脳が右上を見るようにと指令を出していても、両目が揃ってそちらを向けないこともあるのです。このように両目を連動して動かす能力に問題があると、それが原因で見え方に異常やストレスが生じることも少なくありません。

私たちの生活の中では、この複雑微妙な目の動きをコントロールしなくてはならない場面が数多くあります。代表的な眼球運動として、ここでは「パースーツ（追従性眼球運動）」と「サッカード（衝動性眼球運動）」について説明します。

「パースーツ」は、比較的ゆっくりとした目の動きです。ゆっくりと動く目標物をなめらかに追いかけます。それに比べて、「サッカード」は、ぱっぱっと素早く視線を切り替える目の動きのことをいいます。文字を追って本を読むときにも、目は文字をゆっくりと追っているように見えますが、実際には細かいサッカードが主体となっているのです。そして、次の行に進むとき、より大きなサッカードが働き、ぽーんと視線を飛ばします。サッカードの動きはうまくコントロールされていないと、一度飛び出した視線が、着地点をあやまることがあるのです。目標より手前に着地したり、目標より向こうに着地したりします。

目を動かす技術は、からだの発達と同じように、子どもの発育の中で徐々に身につけていくものです。育てられた環境、あるいは個人差もあるでしょうが、結果として、目を動かす能力の優れた子どもと、そうでない子どもがいるのも事実です。

眼球コントロール技術が、発育の中でうまく備わっていっていないと、本を読んでいるときに、文字を飛ばしてしまったり、行を一つ飛ばして次の次の行へ行ってしまったり、また、同じ行をくり返し読んだりするのです。目をうまく目的地に着地させられないのです。

逆に眼球コントロール技術の高い人は本を読むのが速かったり、視覚から情報を得るのが上手です。

こうした目の技術を補うため、指やマーカーを使って行や文字をたどっていたりする人もいます。結果的に、読むのが遅くなったり、読解力の低下につながります。うまく読めていないのに、そのことに本人が気づいていないことも多いものです。これは勉強でたくさん本を読まなくてはならない子どもや、もちろん学生にとっては大きなハンディとなります。

また、オフィスでパソコンの画面を見ながら、たくさんの情報を拾っていくのにも、効率のよい眼球のコントロールが要求されます。パソコン画面は苦手という人の中にも、目を動かす技術になんらかの問題がある人がいます。

また目をぱっぱっと動かし、情報を素早く拾うのが苦手な人は、自動車の運転で、交差点や車線変更で素早く行動できません。

目の動きは年をとると緩慢になりがちです。高齢者の起こす事故の中に、いろいろな見落しが原因のものがあるのはこの理由もあります。

両目のチームワーク

人の目はなぜ二つ用意されているのでしょう。まず第一には、二つの目があることによって、見るものに立体感、奥行きや距離感などが得られることです。次に考えられるメリットは、視野の広さがあります。一眼よりも二眼のほうが、より広い範囲から情報を得られます。そして、二眼あることによって、安全度が増しています。仮に一方の目の能力を失っても、視力すべてを失うことはありません。

この中で特に重要なのは、立体感、奥行き感のある３Ｄ映像を認識することができるということでしょう。二つの目があることにより、目標物が自分からどのくらいの距離にあるのかを正確に教えてくれたり、自分のいる空間の奥行きを認識させてくれたりと、見た情報にいわば深みが加わります。

私たちはこういった情報により、安全に歩いたり、走ったり、車を運転したり、またスポーツに興じることができます。つまり私たちが動きまわるうえで非常に重要な視覚情報というわけです。この二つの目を一緒に使う能力が「両目のチームワーク」であり、専門的には「両眼視機能《りょうがんしきのう》」といいます。

人はこうした両目のチームワークや両眼視の土台を成長の中で完成させていきます。私たちはだいたい生まれて4ヵ月ぐらいから、二つの目を一緒に使うようになります。二つの目が仲良く連動して一つの目標物を見る習慣がついていくと、それぞれの網膜の中で目標物の絵が映る箇所を、脳が一つに結び、プログラム（網膜対応点）をつくっていきます。これにより、二つの目で見たものが脳で一つに融合されるのです。これを「融像《ゆうぞう》」と呼びます。

また、もともと二つの目は少し離れて位置していま

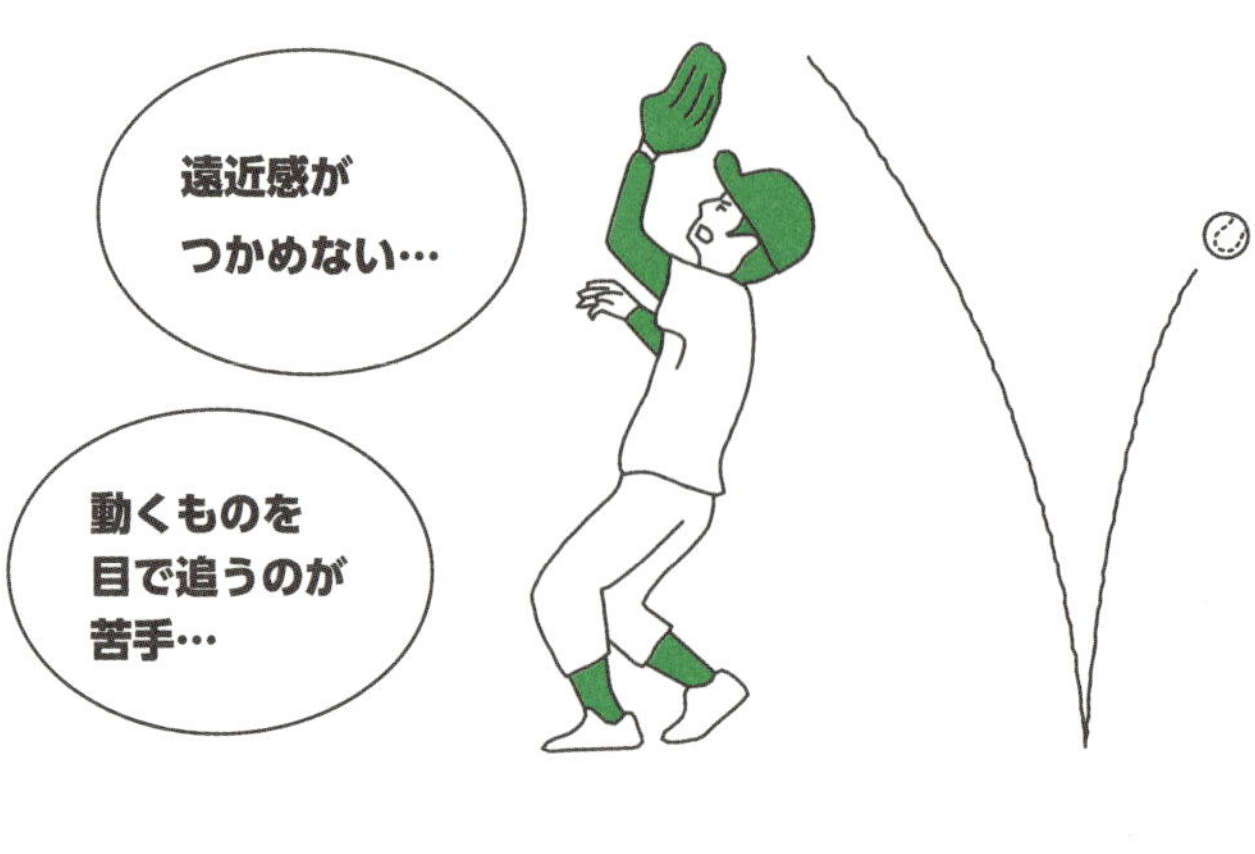
遠近感が
つかめない…
動くものを
目で追うのが
苦手…

すから、それぞれの目で同じ目標をとらえ、「融像」しながらも、その角度に微妙にズレが生じます。実は、このズレがもとで空間の中の奥行きを感知し、３Ｄ映像の素晴らしい「立体視」が生まれるのです。このズレを「視差《しさ》」といいます。

しかし、これには、二つの目をうまく一緒に連動させることが前提条件となります。このチームワークを理想的に保つためには、チームワークと呼ぶ以上当たり前のことですが、二つの目がお互いに補足しあって、一つの目標物を同時にとらえていかなくてはなりません。そのためには、それぞれの網膜に映る像の鮮明度、大きさ、色合いなどが、品質的にできるだけ近いことが望まれます。例えば左右の目の屈折度数や視力に大きな違いがあると、両目のチームワークの土台を揺るがすことがあるのです。両眼視の土台を作る成長の中でなんらかの歪みが存在すると、「斜視」や「弱視」という、モノが二重に見えたり、視力が正しく育たない、目の問題を起こすことがあります。

例えば幼児のとき、非常に強い遠視や他の屈折異常があるのに、それに気づかれず、メガネで正しく矯正されないままでいると、両目が必要以上に内側に入ってしまう「遠視性内斜視」

や、また、幼いときのからだ全体の筋感覚、筋肉の張り（トーン）の低さも手伝い、反対に、両目の視線が外へずれがちになってしまう「間歇性外斜視《かんけつせいがいしゃし》」を発症することもあります。

日本にはオプトメトリーがないので、こういった斜視の治療は、状態に関係なく、ほとんどまず手術となってしまいます。しかし、斜視によっては、オプトメトリストの行うビジョントレーニングでかなり改善できるケースもあり、また仮に手術を行っても、その後でビジョントレーニングを行うことにより、手術の結果を維持しやすくすることが可能となるケースも多くあります。しかしながら、日本ではそういったケアが行われることはまれです。

さて、ここでは、このような斜視などがなく両眼視がちゃんとできるはずの目であるのに、両目のチームワークに問題を生じる可能性について話したいと思います。つまり、二つの目があることにより、生活する中でたくさんのメリットが生まれますが、同時に、二つの目で一つのものを見なくてはならないということには難しさをともなう場合もあり、それができていない人がいるということです。

斜視などがなく、両目がちゃんと一緒に連動する能力を持っている目でも、チームワークが不安定であるために、見ることにおけるさまざまな問題を引き起こしてしまう場合があるのです。

そういう場合、その問題自体に本人が気づいていないこともありますし、また何か不便だと感じていてもまさか目のせいだとは思っていないことがあるのです。とりあえずチームワークはできていたとしても、それを維持するのに大きな負担がともなってしまう目である場合もあります。私が過去にビジョントレーニングを指導した人の中には、両目の視力に異常がないのに、片目しか使っていなかったという人もいました。

例えば、私たちが遠くの景色から、顔の真正

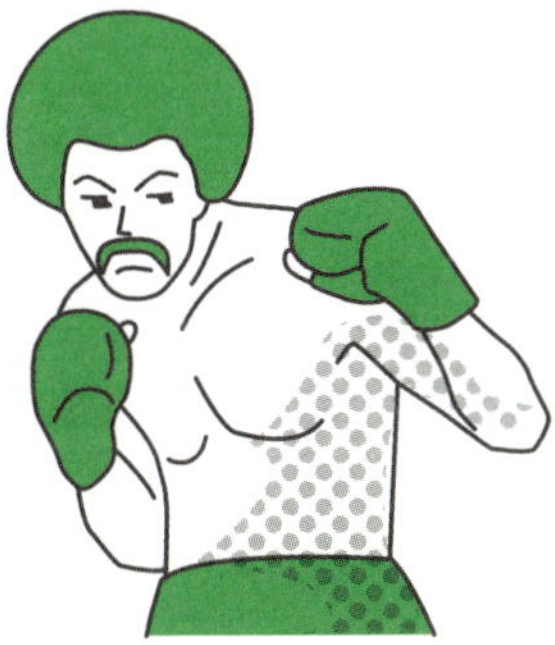
対象物の位置に応じて、
時には視線を斜めに

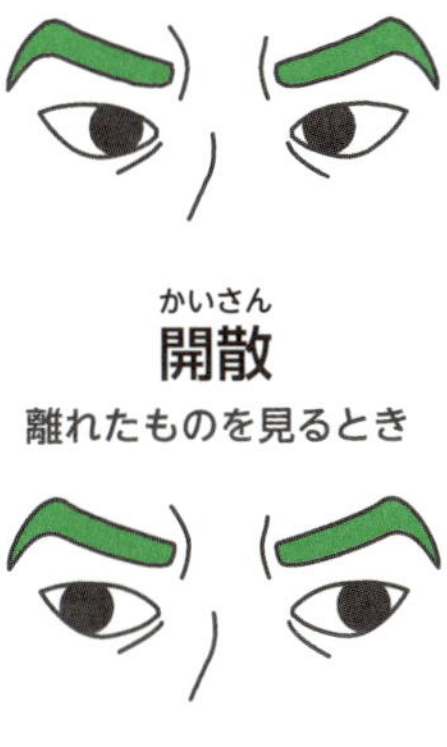
輻輳《ふくそう》
近くのものを見るとき
開散《かいさん》
離れたものを見るとき

面にある目標物へ両目の視線を移すときには、二つの目が同じタイミングで内側に寄っていくことが望まれます。これを輻輳《ふくそう》といいます。このとき、その目標物に対して、両目が寄りすぎず、また寄らなさすぎずの状態が理想なのです。次に、再び数メートル離れたところにある目標物へ視線を移すときには、寄っていた両目が同時に開いていかなくてはなりません。これを開散《かいさん》といいます。このときも、目標物に対して、両目が開きすぎてもまずいし、また不十分な開きでは、これまたまずいことになります。

また、私たちは目標物をいつも真正面でとらえられるわけではありませんから、その位置に応じて視線を斜めにしなくてはならないこともあります。

私たちが何をしようというときでも、臨機応変に対応できる両目のチームワークは非常に大切な機能となります。

この機能に問題があることで、非常に苦労されている人がいます。文字が二重に見えたり、目が疲れたり、頭痛が起こったりするので、わざわざ片目を手で隠すという人もいます。

これまでいろいろ目の見え方からくる不調についてお話ししてきましたが、近業にうまく集中できない人の中には、眼球運動の問題ばかりでなく、この両目のチームワークの問題を抱えているケースが意外に多くあるのです。また、両目のチームワークは、動体（動くもの）を見る際は特にレベルの高いものが求められます。

本の文字のように、静止している目標物を目でとらえるときにも重要ですが、動いている目標物や刻々と自分に迫ってくる目標物の位置を確実にとらえようとしているときなどは、より高度な両目のチームワークが要求されます。

近づいてくる物体と自分との距離感が読めないという問題は無意識にストレスとなり、その物体に対する恐怖心に変わることさえあるのです。そうすると、人ごみが苦手となったりします。自分に向かって歩いてくる人やそばを追い抜いていく人など、まわりにいる人びとが自分にのしかかってくるような閉塞感を受けてしまうからです。

また、橋の上を歩くのが苦手だったり、テラスの端や、高いところにあるレストランの窓際の席に座ったりすると落ちつきません。急な階段では、手すりにつかまらないと不安です。

あるいは、人間関係にも影響します。相手が近づいてくると不快に感じ、人と接するときは比較的距離をとったりする人がいます。適当な距離感がつかめないからこそ、安全策として、他人との距離を常にとっておきたいのでしょう。反対に、相手に近づいたほうが見やすいので距離が近くなる場合もあります。この場合は人に異常に近づきすぎてしまい、驚かれたり、気味悪がられたりもします。

車の運転でも両目のチームワークは重要です。走っていく中で道筋を読んだり、車線変更をしたりと、距離感を読まなくてはならない場面は頻繁です。また運転中、前を走る車両が急に減速したときに、素早く対応できるのも両目のチームワークの力です。追突事故が多い人は、両目のチームワークに問題がある可能性を秘めています。

小学校の体育の時間でも、こうしたことで足を引っ張られている子どもがいます。

これまで他の生徒と同じようにこなしてきた子どもが、なぜか跳び箱はうまく跳べないというケースがありました。跳び箱に向かって走っていくと、跳び箱は当然自分に近づいてきます。しかし、両目が協調して働かないので、どのタイミングで踏み切って、どこで手をついたらいいのかをうまく目で読むことができず、からだの動きにブレーキがかかってしまうのです。それは他人から見ていると、「意気地なし」というふうにしか見えません。しかし、意気地のあるなしではなく、本当に距離感がわからないので止まらざるを得ないのです。もちろん目の問題であることに気づいてもらえることは非常にまれです。

このように、斜視が原因でない両目のチームワークの問題は、原因がわかりにくいことが多く、本人が気がついていないと、理由のわからないストレスと闘っているということになり、精神的にも影響を及ぼします。

何かに集中しようとしても、意識のバランスを維持しようとして、始終ストレスを感じてしまうこともあります。目をこすったり、片目を閉じようとしたり、姿勢が崩れたり、一つひとつバランスを保とうと苦労していることがあるのです。

ここからは、ビジョンのための「情報処理機能」について、目から入った情報を脳やからだで消化していくプロセスについて説明します。

つまり、これまで述べた、正しい視力で鮮明に、そして目の柔軟な運動機能で正確にとらえた視覚の情報を、しっかり自分のものにしていく、脳の中の情報処理機能の過程です。

イメージでモノを見る

イメージ力

英語で「私の言っていることがわかりますか？」を"Do you see what I'm saying?"と表現します。直訳すれば「私の言っていることが〝見え〟ますか？」です。

物や情景を頭の中にイメージとして描くことを「視覚化」といいます。視覚化の力は、人類の発展における大きな一因であることは間違いありません。この視覚化、または「イメージ力」は、ビジョンの働きの中でも特に重要な技術となります。

私たちの日常の情報収集、あるいはコミュニケーションで使われる手段は、文字であったり言葉であったりしますが、そういった文字や言葉を、私たちは無意識のうちに頭の中のスクリーンに映し出して見ていることがあります。それがうまくできないと、聞いた言葉や書かれた文章の意味が〝見え〟てこないのです。

イメージ力は、読んだ本の内容を頭の中に情景として描いたり、また、人の話を聞いて要点を把握したり、あるいは自分の考えを、言葉や文字で相手に伝えようとするとき、それを頭の中で映画の一場面のようにつくり上げる仕事をします。

「カレーライスを作って」と言われて、イメージ力のある人は、なんとなく手をつけ始めるのではなく、完成したカレーライスや、用意する材料、作業の光景を具体的に思い描いて作業をしています。

さらに、イメージをうまく使うことによって、描いたイメージにさまざまな条件を加えた結果どうなるか、

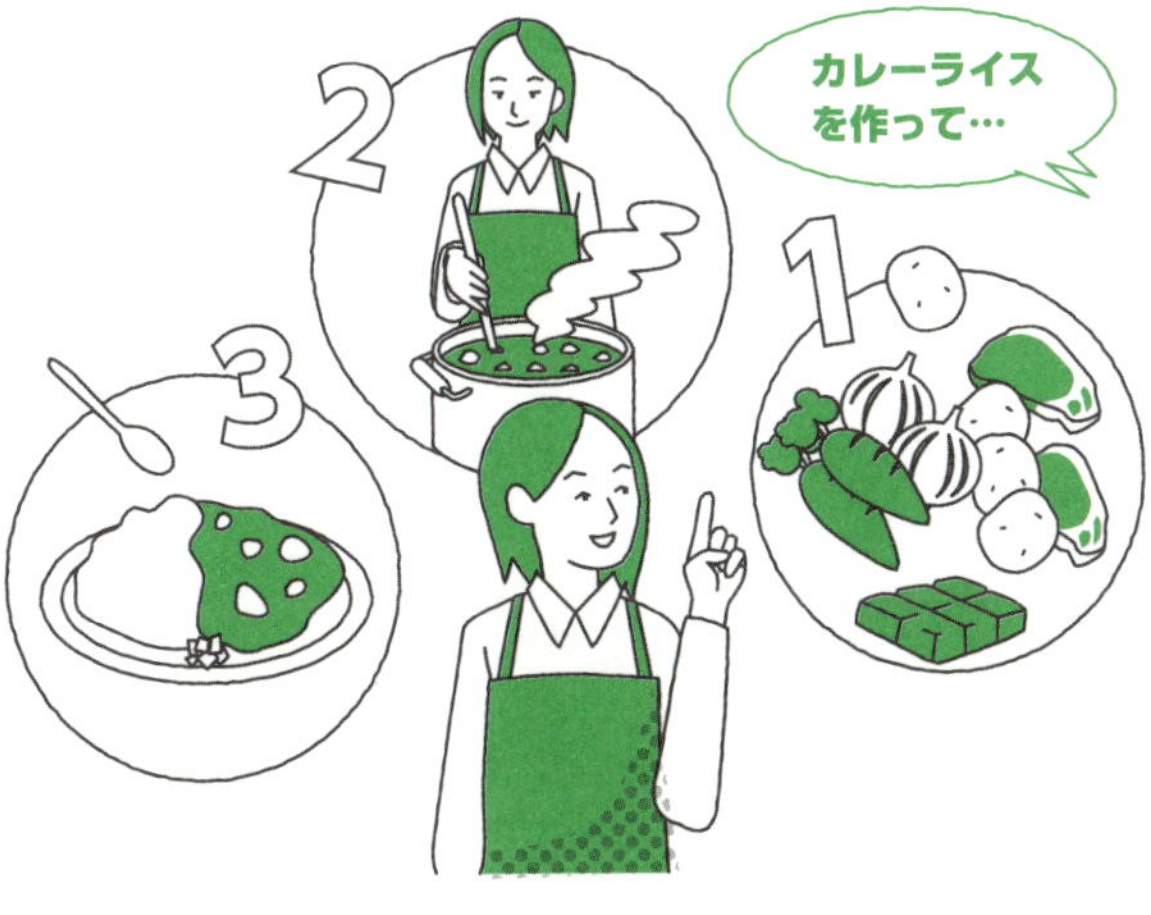

脳の中で予習することが可能となります。描いたものをイメージの中で動かしたり、ひねってみたり、傾けてみたり、反対側から眺めてみたりすると、ある条件が加わったときにもとの情報にどういった変化が起こるかが、あらかじめイメージできるようになるのです。こういったことがうまくできる人は、想像力や創造力に富み、また、予見能力にも優れていることがあります。

さて、このようにイメージしたり、それを操作したりするのは簡単なことのようですが、実はそうであるとはかぎりません。むしろ現代人には、意外にこういったことが苦手な人が増えています。

本来人間は豊かで鮮明なイメージを描く技術を持って生まれてきた動物であるはずなのですが、特に21世紀に入り、さまざまな文明の利器に恵まれすぎてきた結果、このイメージ力の技術が格段に衰えてきている可能性があるのです。

つまり、目の機能のところでもお話ししましたように、現代人あるいは、現代っ子の身のまわりにあふれる便利なデジタル機器のお陰（？）で、自分のイメージ力、あるいはイマジネーションを使わずとも、すべて機械がその代わりをやってくれる時代になってしまいました。こういった機器に頼りすぎると、イメージ力は少しずつ退化していきます。

文明が進化することは私たちの生活を便利に、また、とても豊かにしてくれることは事実です。しかし、反対に、失うモノも実は多いのです。友人同士のコミュニケーションでも、電話で声を聞くこともなく、デジタルの文字ばかりのやりとりです。相手の声を聞きながら、その人の微妙な心情の変化を読み取ったり、また、手書き文字の温もりを感じとったりする感性は、人のコミュニケーションでとても重要なことではないでしょうか？

物質的には豊かになっても、人間が本来持ち合わせている繊細な五感やからだの感覚が十分に刺激を受ける機会が少なくなってきている現在の環境は、大人だけでなく、特に発育盛りの子どもたちにマイナスとなります。なぜなら、ビジョンの発達には、暑さ、寒さはもとより、触覚、聴覚、嗅覚、三半規管（76ページ）など、さまざまなからだの感覚への刺激がとても重要であり、そういった感覚の刺激を通じて、この世の中の「暗黙のルール」さえも身につけることができるようになるからです。

子どもはデジタルなおもちゃを喜びます。子どもにタブレット上でお絵かきをさせている親御さんもいます。子どもも喜ぶし、散らからないし、汚れませんから便利です。しかし、それは実際の画材を使ったお絵かきにとってかわる体験にはなりません。私は小さな子どもにこそ、五感とからだをフルに使った体験をさせてあげてほしいと思います。

従来のクレヨンと紙を使ったお絵かきでの、失敗しながらもクレヨンを一生懸命指で操作しつつ、色が枠からはみだしながらも色彩を描きあらわす時間が、子どもの全体的なビジョンと感性を磨くのです。無機質なタブレットではその用をなしません。

できるだけ、実在するもの、つまり、石ころ、砂、布、ひも、紙などを指先や手で操る時間を子どもに与えることが重要なのです。それにより、子どものビジョンが理想的に成長し、数、量、質、同一性、違いなど、勉強の基礎を学んでいくこともできるのです。こういったアナログ体験が、さまざまなことをイメージする力に直結します。今ではすっかり姿を消した、昭和の時代に子どもが遊んだメンコ、缶蹴り、竹とんぼ、ビー玉なども、実は重要なビジョントレーニングのツールだったのです。

こういったことは、大人にもあてはまります。時にはスマートフォンやパソコン、ひいては車などをまったく使わない一日を過ごしてみてはどうでしょう？　イメージ力もビジョン同様、トレーニングしだいで十分向上は期待でき、脳も生き生きとしてきます。

平衡感覚

私たちの住むこの地球という惑星は宙に浮かんでいますが、私たちは重力によって固定されています。ある一定の重力があるがゆえに、私たちは地球上では宙に浮かび上がったりしません。かといって1ヵ所に釘づけになってしまうほどの強い力でもありません。つまり、私たちは自分の意志でいつも動くことができます。しかし、そのためには重力とうまく調和するように動かなくてはなりません。

私たちは、何をするにつけても、絶えず自分と重力が、そして二つの目と光が、調和できるような土台を形成しています。

この目とからだの位置づけは、ふだんはまったく意識しなくてすむくらい自動的に行われており、それを維持することができなくなるような状態になると、目、からだ、重力の調和を回復できるように対応しようとします。

たった今本を置いて、立ち上がってみてください。両足を肩幅くらいに開いて立って、頭は動かさず、目だけを大きくゆっくりと時計回りに回転させてみてください。とりあえず、これはさほど難しくないと思います。

しかし、今度は、片足のかかとに、もう一方の足のつま先をぴったりつけて立ってみます。この時点で、まずちゃんと立っていられますか？　さて再び、先ほどと同じように目を大きくゆっくりと時計回りに回転させてみてください。

どうですか、何の変化なく、安定して立っていられましたか？　多少なりとも足元がぐらついて不安定になったのを感じたはずです。

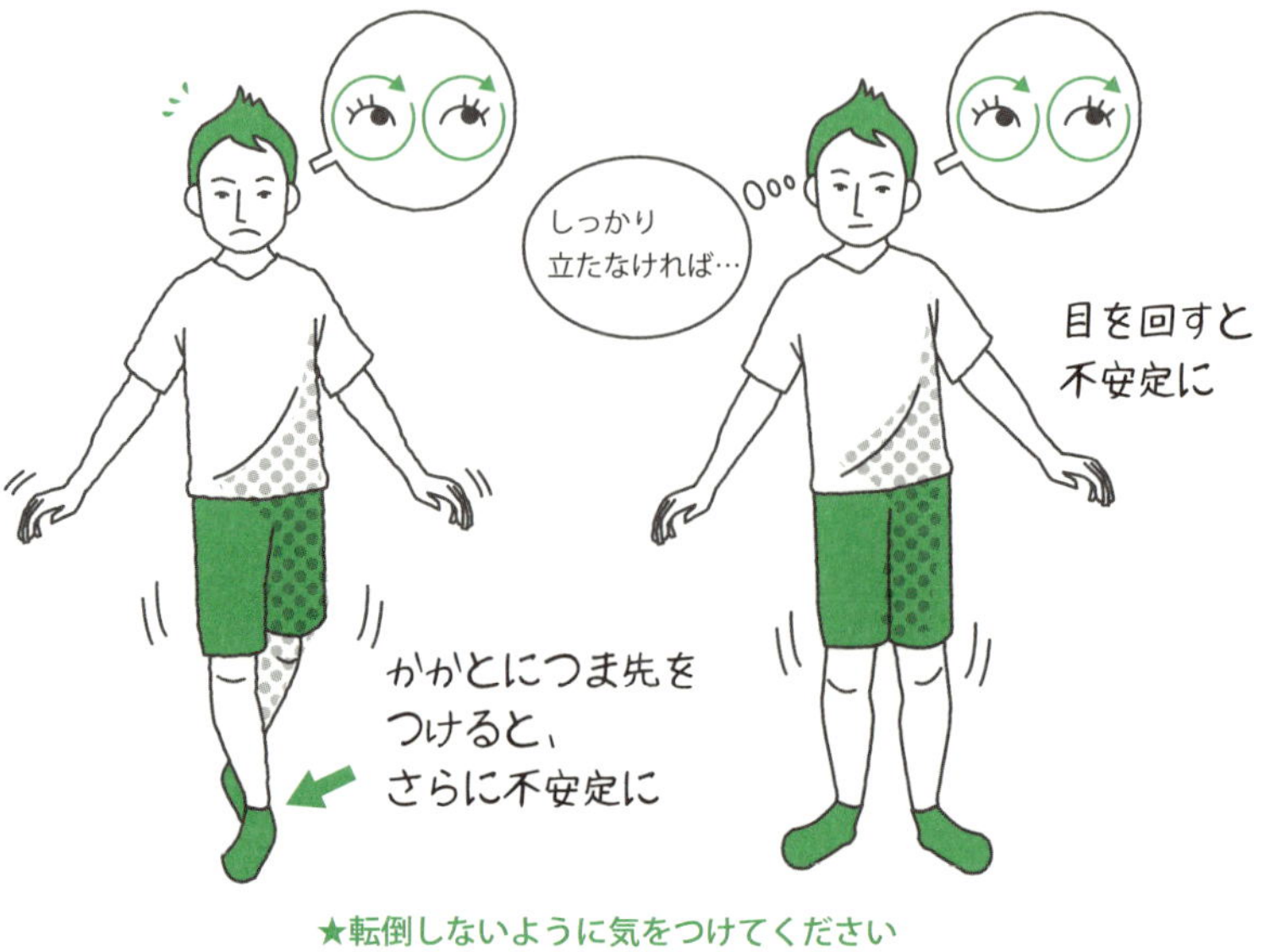
しっかり立たなければ…
目を回すと不安定に
かかとにつま先をつけると、さらに不安定に

★転倒しないように気をつけてください

ほとんどの人にとって、この状態で目を動かすことは、立っている姿勢に大きなインパクトを与えたと思います。これは、目の動きが、いかに私たちの平衡感覚に大きく影響しているかということをあらわしています。

バランスはいろいろな機能の心臓部

目から入った光の情報は、視神経などを経て、「視路《しろ》」と呼ばれる神経の道を通り、脳の後ろの部分にある「後頭葉《こうとうよう》」という場所にある「大脳皮質視中枢《だいのうひしつしちゅうすう》」に達し、そこで初めて私たちの「見る」ことが起こるといわれています。そして、その情報をもとに、私たちはさまざまな行動を起こします。

一つの網膜には約１００万の神経があり、二つの目で合計約２００万の網膜の神経が脳に向かって進んでいきます。すごい量の情報です。しかし、実はあまり知られていないのですが、目から入った情報のすべてがこの「大脳皮質視中枢」に到達するわけではありません。

そのうちの約20パーセントにあたる約40万の神経は、「大脳皮質視中枢」へは行かず、「中脳」へ向かっていきます。そして、耳の奥にある「前庭」あるいは「三半規管」と、からだ中の骨格筋にある「固有受容」というセンサーの二つからの情報と結びつきます。

「三半規管」は、頭にかかる重力や、頭の動きなどの感覚を、また「固有受容」は、からだ中の筋肉、腱、関節から発せられる筋肉の動きの情報を脳に伝え、空間内でのからだのオリエンテーションを保ちながら、重力と調和するためのとても重要な仕事をします。つまり、目から入った情報と、重力と調和するための機能がしっかり結びついているわけです。

つまりビジョンが、からだのバランスをとりながら、姿勢や動きのコントロールをするという大事な仕事を任せられているのです。先ほど、立ち上がって目を動かしましたが、こんなときにも、私たちの気づかないところで、この20パーセントの視覚情報が働いています。

まだあります。この20パーセントの視覚情報をもとに、非常にユニークな眼球の反射運動が起きています。これを「前庭眼反射」と呼びます。例えば、私たちが歩きながら、ものを見ているとき、歩行の動きと同調して頭が揺れるたびに、見ている景色がぐらぐら動いては見づらいし、気分も悪くなるので、その頭の動きをキャンセルする目の動きを起こし、この「ぐらぐら」を相殺しようとするのです。頭の揺れに対して、その逆向きの反射的眼球運動を起こすのです。

簡単にいえば、デジタルビデオカメラについている、手の動きと同調して映像がぶれないようにする、手ブレ防止装置のようなものです。

これにより、多少の頭の動きや揺れがあっても、目で見ている景色は静止して見えているので、目標物を安定して見ることができ集中できるのです。これは私たちの意識に関係なく自動的に、絶えず反射的に行われているものなのです。

このように、目から入ったビジョンの情報は、単にものを見るための情報としてだけでなく、私たちの立ち居振る舞い、つまり「動き」にとっても、なくてはならない情報源であり、バランス、姿勢にとっての重要なナビゲーターとなるのです。

これが赤ちゃんのときからビジョンをもとに、自分のからだの部分部分をコーディネートし、バランスをとったり、姿勢を保ったりできるように学んできた技術です。目の網膜は脳細胞の延長ですから、網膜からくる刺激は、私たちの全体的な発育に密接に関係し、大きな影響を与えます。私たちは赤ちゃんのときから、この技術により自分のボディイメージを形成していきます。

実は、これは胎児が母親のからだに宿ってから約16週間で機能が完成し働き始める最初のシステムで、胎児に子宮の中での方向やバランス保持の感覚を与えます。重力に慣れさせる手伝いをします。ですから、重力の影響を経験するという、胎児にとっては非常に重要な動きやオリエンテーションを経験できるわけですから、妊婦のときには、あまりにもおとなしく非活動的にならないほうがいいのです。

オプトメトリストによるビジョントレーニングのプログラムには、必ず、この20パーセントの視覚情報を鍛えることが、重要課題として加えられています。すなわち、目の動きがバランスの保持にマイナスの影響を与えたり、反対に、バランスをとろうとすることが、目の動きのスムーズさを損なわないよう、目とバランスとのあいだの自由なつながりができるようにトレーニングしていきます。

目を広く使った周辺視野

クラシックのコンサートを見ていますと、オーケストラの楽器演奏者は、指揮者の動きにまったく目をやらずに演奏しているように見えます。しかし、実際には各演奏者は楽譜を見ながらも、視野の片隅で指揮者のタクトの動きをちゃんと把握していて、その動きに合わせて演奏しています。

指揮者は指揮者で、視野の片隅でも十分わかるように大きくからだを動かし、演奏をリードしなくてはなりません。

あなたのいる部屋の中をぐるりと見渡して、何か目標となるものを一つ見つけ、それをじっと見据えてみてください。テレビの上に置いてある人形の顔でもいいし、また、壁に貼ってあるカレンダーでもいいです。なるべく目標を小さめにして、そこから絶対に目を離さないようにしてください。

そのうえで、それ以外の部屋の中の様子を「外側の視野」を使って観察してみてください。ボーッとしか見えないかもしれませんが、部屋の隅にあるもの、例えば本棚や、椅子、あるいは人などの輪郭を確認してみてください。この「外側の視野」から入ってくる映像が「周辺視野」の情報なのです。

対照的に、目標物をまっすぐ見据えていたのは、網膜のちょうど真ん中の黄斑部のある「中心視野」と呼ばれる部分です。中心視野には、解像度が高く、色を認識でき、明るいときに活動が活発な「錐体《すいたい》」と呼ばれる網膜細胞が多く分布しています。

本を読む、申込書に書き込む、ゴルフクラブを磨くなど、私たちが意識を置こうとする対象物に焦点を合わせれば、対象物をバックグラウンドから浮き立たせることができます。いわば自分の「目先」に、対象物があります。

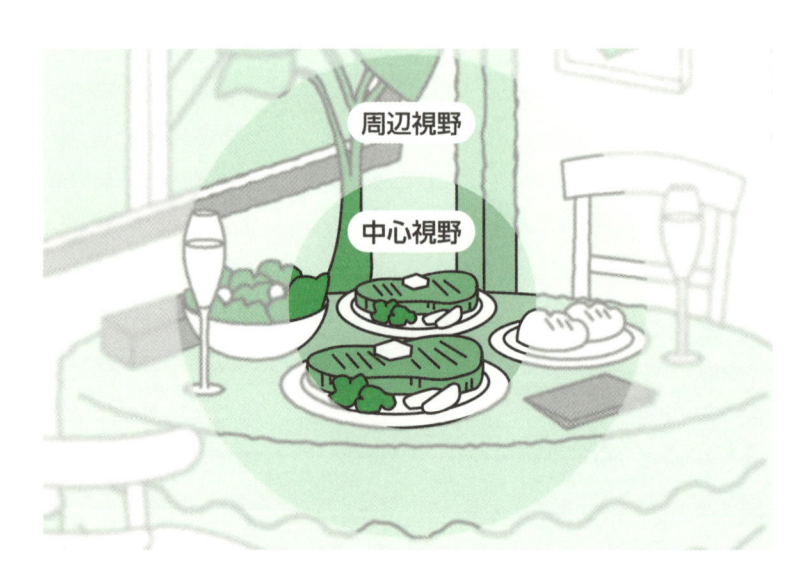

それに比べ、周辺視野の情報は、中心視野ほど鮮明ではありません。なぜなら周辺視野に多く分布されている網膜の細胞、「杆体《かんたい》」は、はっきりとはものをとらえることができませんし、色も認識できません、しかし、錐体よりも情報処理能力は早く、むしろうす暗いときにより活動的に働きます。

私たちは、目標物をはっきりと網膜の中心部分でとらえながらも、周辺の網膜の働きでより広範囲な視野を得ています。それにより目の情報は広く豊富になっているのです。

周辺へ行くほど、情報の鮮明度は落ちますが、私たちはあまり気づいていませんし、むしろこのほうが見たいものをバックグラウンドから引き立たせてくれて都合がいいのです。つまり見ようとするものははっきり見えて、そうでないものは、ぼんやりする、だからいよいよ見たいものが見えてくるのです。

もし、私たちが、視野の中のものが隅から隅まではっきり見えていたら、どこに焦点をしぼってよいか、かえって戸惑ってしまいます。

「視野が狭い」と脳力を疑われる？

視力測定でわかる視力の値では、周辺視野の状態はわかりません。視力測定の値は、中心視野の真ん中にある「中心窩《ちゅうしんか》」という、網膜全体のたった1〜2パーセントにすぎない、本当に狭い面積の部分の測定値なのです。

視力は重要視されていますが、私たちは周辺視野がどんな状態が気づいていません。視野の広さは、眼科で「視野計」という器械を使ってはかります。健康な目であれば、かなり広い視野があります。しかし、私たちには、目の片隅、つまり視野の外側から入ってくる情報を見逃しやすい傾向があるのです。

例えば、こんな経験はありませんか。美しい花に見入ってしまっていて、頭を近くの木の枝にひっかけたとか、前を走る車ばかり気にしていたら、急に横から割り込んできた車と接触しそうになったとか。たまたま見ている何かに集中しすぎていて、周辺から入ってきた情報を見逃してしまった、というようなことです。

つまり、何も問題ない健康な目であっても、視野計で測定した視野の広さは、必ずしも実際に情報収集するうえでの視野の広さとは連動していないことが多々あるのです。

中心視野に集中しすぎていると、周辺視野に飛び込んでくる情報に対してより遅れをとったり、気づかなかったりします。眼科的にも、中心視野から起こる目の病気よりも、周辺視野から徐々に侵されていく「緑内障」などのような眼の病気のほうが、気づきにくいので怖いとされています。

視野計で測定された視野の広さは「量的視野」として、しかし、実際に自分の周辺に起きている情報を認識できる視野の広さを、「質的視野」あるいは「心理的視野」として、区別したほうが賢明です。

量的視野は、健康な目ならいつも変わりませんが、心理的視野は、意識の持ちようで広くなったり、狭くなったりします。いくら視野計で測定した視野が広くても、心理的な視野が狭くては、周辺視野で起こっている大事な情報を取り逃がしてしまい、「視野が狭い」といわざるを得ません。

まさにここに、私たちが時々使う「視野が狭い」という言葉の本質があり、脳力の問題にもなってきます。

オーケストラの演奏者も、楽譜に気を取られすぎて、周辺視野にある指揮者の動きを無視してしまったら、演奏はばらばらになってしまうわけです。これでは、優秀な演奏者とはいえなくなります。

傍目八目《おかめはちもく》

私たちの目の働きを考えるとき、周辺部分の網膜の重要性を見落とすわけにはいきません。人の目の使い方の特徴は、よくその人のものの見方にも反映されることがあります。「傍目八目」ということわざがありますが、これは第三者の人間のほうが、当事者よりも物事の是非や利害損得が正確に判断できることのたとえです。

物事の中心にいる人よりも一歩下がって見ている人のほうが、事の現実性を「広い視野」でとらえることができ、正しいものの見方ができやすいというわけです。

実際の周辺視野の使い方もそうです。一歩下がって臨んだほうが、視野は広くなります。共通した点があります。ものごとの見方の狭い傾向の人、つまり、自分の意見しか頭になく、人の意見にあまり聞く耳を持たない人は、中心視野の情報ばかりが気になって、周辺の情報がおろそかになりやすいタイプの人に多かったりします。

ここで重要なのは、中心と周辺のバランスのとれた関係を保てることです。基本的に、心理的視野は広いに越したことはありませんが、その場面、場面で、うまく意識の中でコントロールし、心理的視野の広さを変化させられる柔軟性を持っていることです。

例えば、余暇の時間を利用してプラモデル作りに精を出しているとき、周辺視野はあまり活動する必要はありません。しかし、週末のテニスに興じているときは、ボールを中心視野で追いながらも、周辺視野で相手プレイヤーの動きを確認します。

また仕事でも、事務関係では目の前のコンピュータの画面に集中しておけばいいのですが、販売員として店で接客しているときは、目の前のお客様に集中するのはもちろんのことですが、もう一人別のお客様が入ってきたら、その人の動きや気配を周辺視野で時折確認しておかなくてはなりません。

車の運転でも、まわりがよく見渡せる、本当に何もない平たんな田舎道を運転しているときは、さほど周辺視野を意識しなくてもよいのですが、都会で、混雑したラッシュアワー時に運転するときには、中心視野と周辺視野の両方を絶えずうまく使わなくてはなりません。

裏で支えてくれる情報「アンビエント・ビジョン」

周辺視野の情報は、ビジョンの情報の全体の状況を把握するのに重要な役目を果たし、自分のいる空間と、自分の位置との相互関係を知らせてくれます。前述のバランス機能とあいまって、私たちのからだの動きのかじ取りにまで大きく貢献してくれています。周辺視野をうまく使っている人は、からだの動きのコントロールもよく、混雑した人混みの中もすいすい歩いていけます。

また、目の動きも効率よくコントロールできます。サッカードで、目をぱっぱっとよく動かすときにも、視線を飛ばす目的地を寸前に周辺視野でとらえているので、より正確な眼球運動を達成できます。また周囲の状況を素早く読みとるのに長けていると、新しい環境に入ったときの順応も早いようです。

反対に心理的な周辺視野の狭い人は、人にぶつかったり、何もないのに転んだりしやすいことがあります。目の動きによる情報収集が効率よくできず、新しい環境に慣れるのに時間がかかることもあります。

もちろんスポーツでも、視野の狭い選手は損をします。サッカーやバスケットボールなど、まわりから突然入ってくる情報をとらえる必要のあるスポーツではもちろんのこと、動きのあまりない、ゴルフ、クレー射撃、洋弓など、およそ中心にさえ集中すればよいと考えられそうなスポーツでも周辺視野はきわめて重要です。なぜなら、周辺の情報が、視線の情報と協力して、自分のからだの姿勢や向きなどを正確にナビゲートしてくれるからです。また、それは脳を通して他の感覚にも波及します。

前述の20パーセントのバランス情報と周辺視野の情報の二つを一緒に、オプトメトリストは“ambient vision”「アンビエント（周辺の）ビジョン」と呼んでいます。これは、意識の裏側で、私たちを陰で支えている情報ともいえるものです。

前にもお話ししたように、ビジョンは「見る」ことばかりでなく、聴覚、嗅覚、触覚、味覚、あるいはからだからくる情報である体性感覚などのさまざまな情報を、オーケストラの指揮者のように、統合し、まとめあげる役目をしています。その中で、アンビエント・ビジョンは働きます。

毎日の生活の中には、一度に複数の情報を処理しなくてはならないことがよくあります。視覚以外の情報でも、私たちは絶えず、中心や周辺の五感の情報をコントロールすることを要求されています。

このような周辺視野の使い方もまた、ビジョントレーニングによって向上できます。

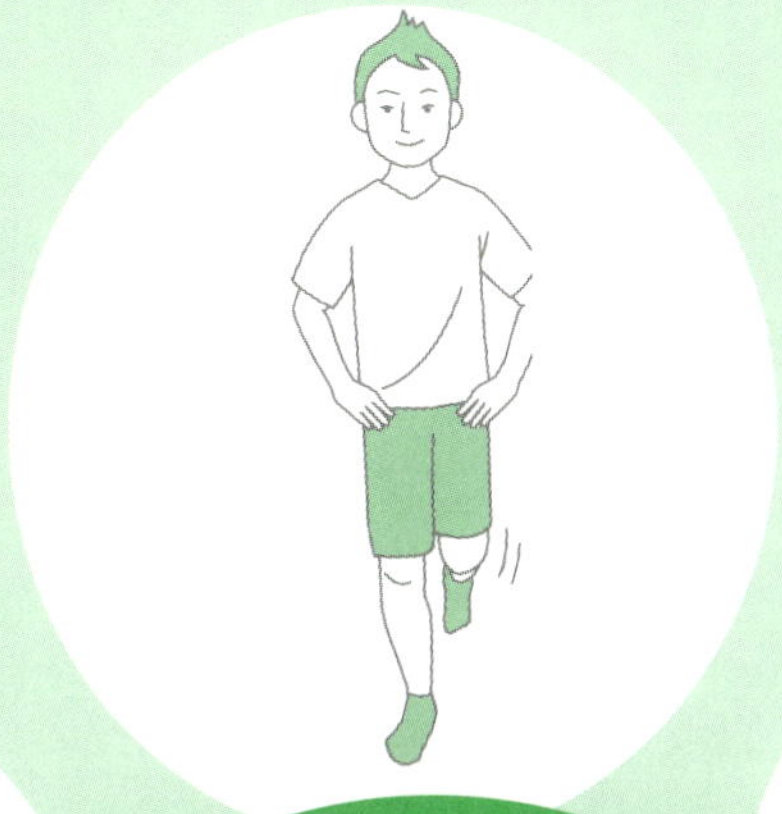

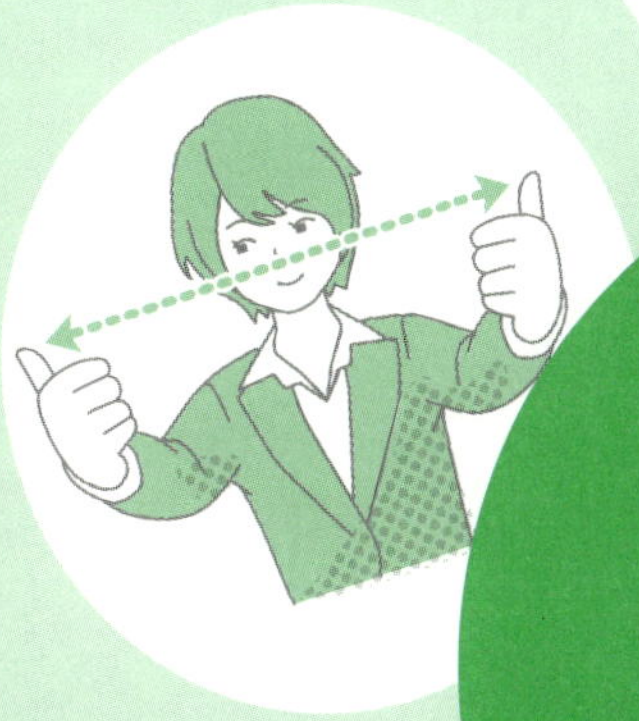

やってみよう ビジョントレーニング

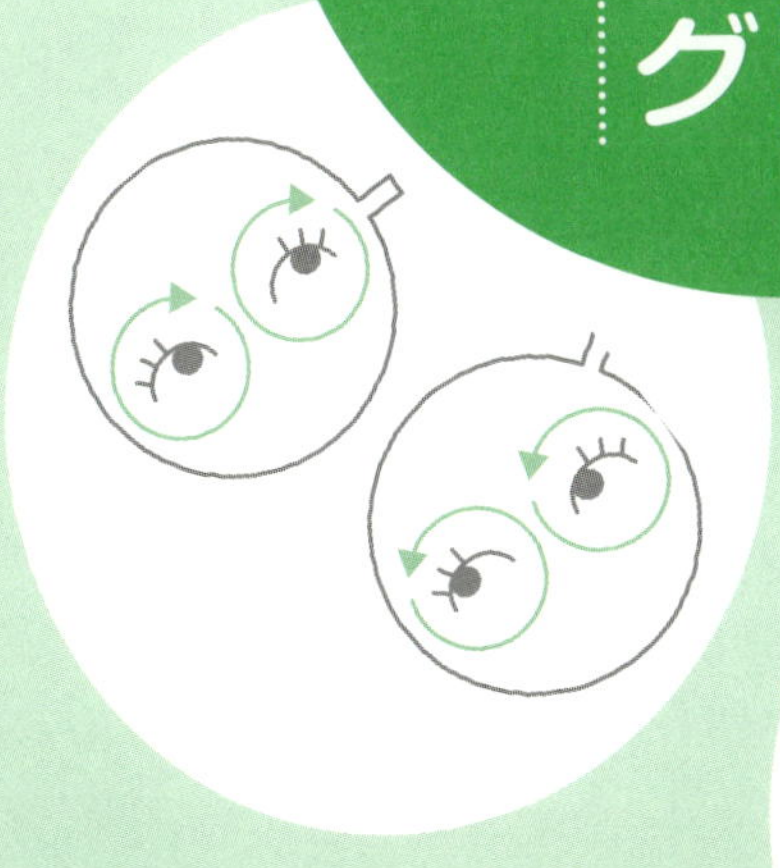

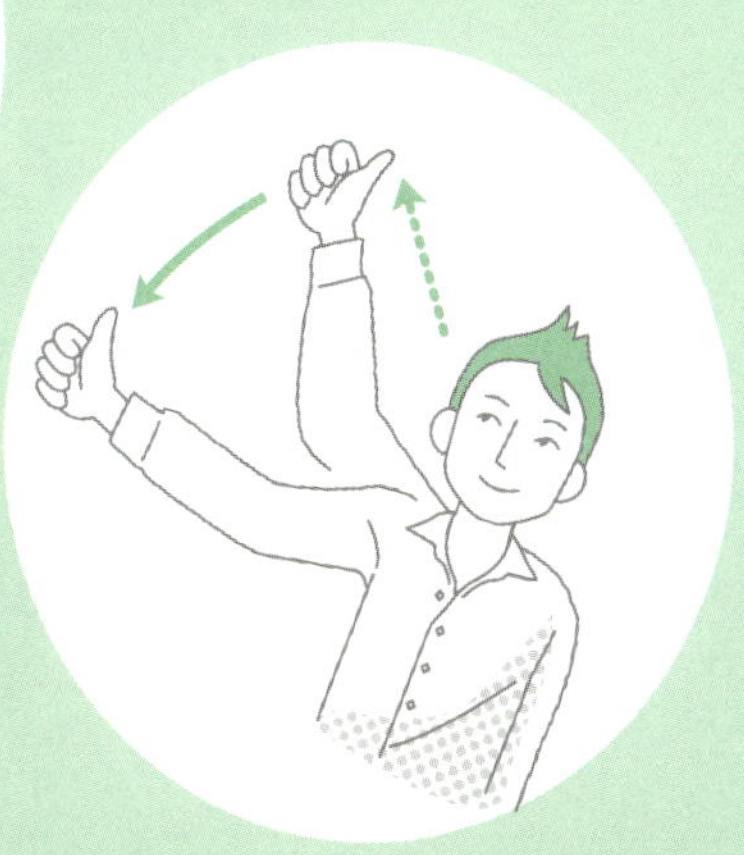

ビジョントレーニングを始める前に

少しずつ、気長に

ビジョントレーニングは、1日2回、1回5～10分程度が目安です。

本書ではいろいろなトレーニングを紹介していますが、初めて行う人は、まずは94ページ以降で紹介している目の体操からやってみましょう。慣れてきたら他のトレーニングも行います。好きなように組み合わせてやってみましょう。

身近な道具を使ったり、外出先でも気軽にできるトレーニングも紹介しています。

すきまの時間を利用して、少しずつ気長に続けるようにしてください。

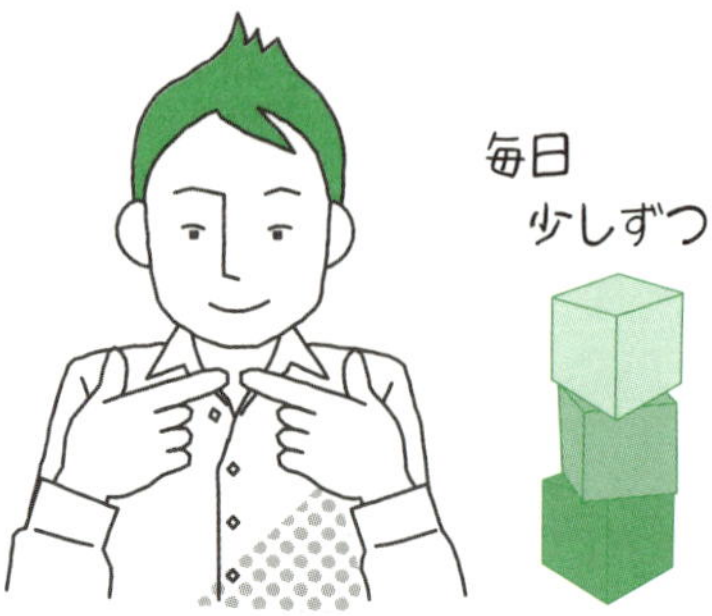

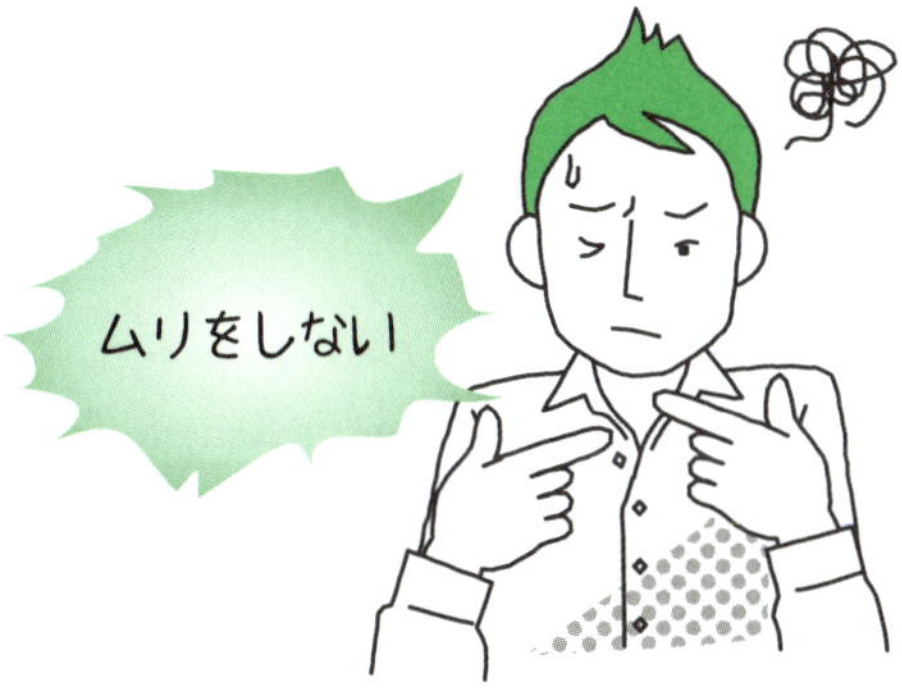

楽しんで、無理はしない

ビジョントレーニングは楽しんで行いましょう。

疲れたり気分が悪くなったりしたらいったん止めて、休憩するようにしましょう。またトレーニングが難しいと感じる場合は無理をしないで、他のトレーニングを行いましょう。

目やからだを動かすトレーニングでは、転倒したり、家具などにぶつからないように注意しましょう。

あわてずゆっくりと行い、けがのないようにしましょう。

ビジョントレーニングでできること

ビジョントレーニングでは、目の運動機能と、脳の情報処理能力を高めていきます。

目の運動機能は、目を素早く的確に動かす能力のことで、脳の情報処理機能は目から入ってきた情報をきちんと処理して、言葉や動きに結びつけたりする能力です。

ビジョントレーニングを行うことで、見え方の不調や、見る力が衰えたことによる不調を解消することができますが、トレーニングの前にどんな不調であっても必ず、それが、何か病気やけがなどの原因によるものではないかを確かめ、また見え方についての不調はまず眼科医に相談し、適切な対処をしなくてはなりません。

また、よいビジョンをながく保ち、よりビジョントレーニングの効果を高めるためにも、自分に合ったメガネやコンタクトレンズを使ってビジョンを矯正してから、トレーニングを行うことをおすすめします。

ピント調節と眼球運動

眼球のまわりには、たくさんの筋肉があります。それらの筋肉をよく動かすこと、両目のピントを合わすこと、動くものを目でとらえることなどの力を高めるトレーニングに挑戦してみましょう。

目の機能を十分に使い、訓練することで、眼球まわりの筋力や、目の運動機能はアップします。

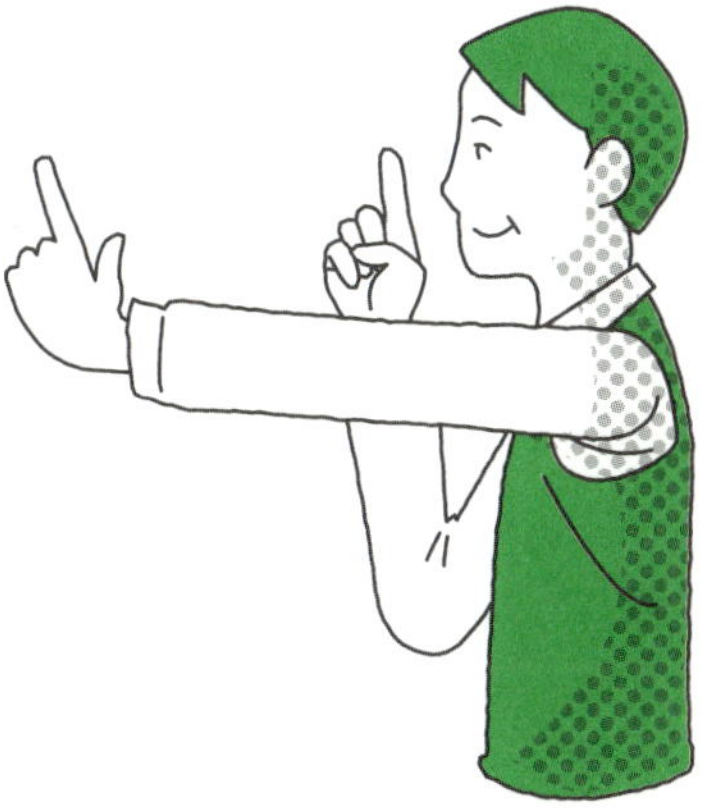

パースーツ

▶眼球運動
▶周辺視野

準備 右手をからだの右斜め上に上げ、親指を立てます。

1

頭は動かさずに立てた親指を見て
3秒間静止します。

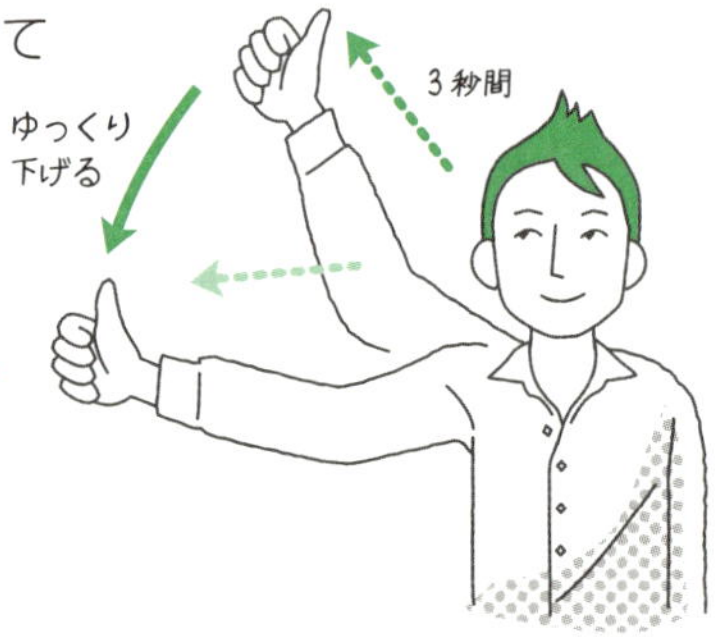

3秒間
ゆっくり
下げる

2

次に、視線を親指に合わせたまま、右手をそのまま肩の高さまでゆっくりと下げ、そのまま3秒間静止します。

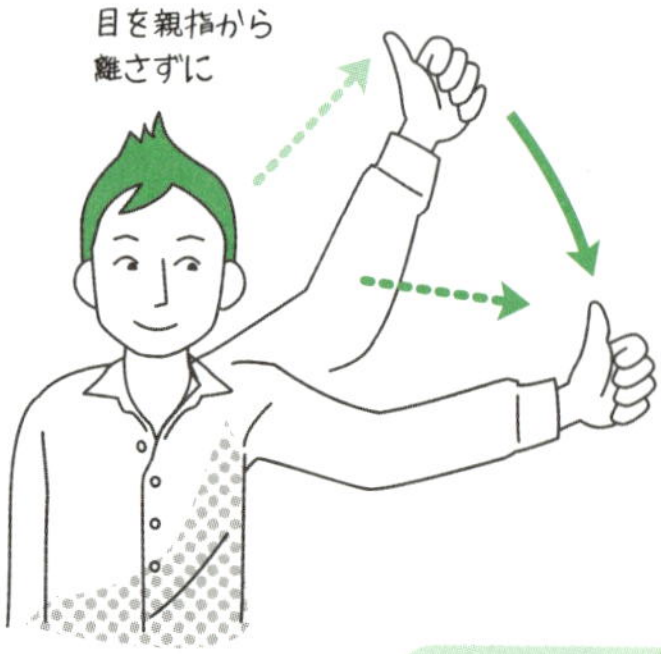

目を親指から
離さずに

3

①②の動作を、左手でくり返します。

Point!

- 肘は軽く曲げてもOKです。
- 腕を動かすときに、視線が親指から離れないように意識しましょう。

4コーナーズ

▶眼球運動

準備 壁の真ん中、壁から1メートルくらいのところに立ちます。

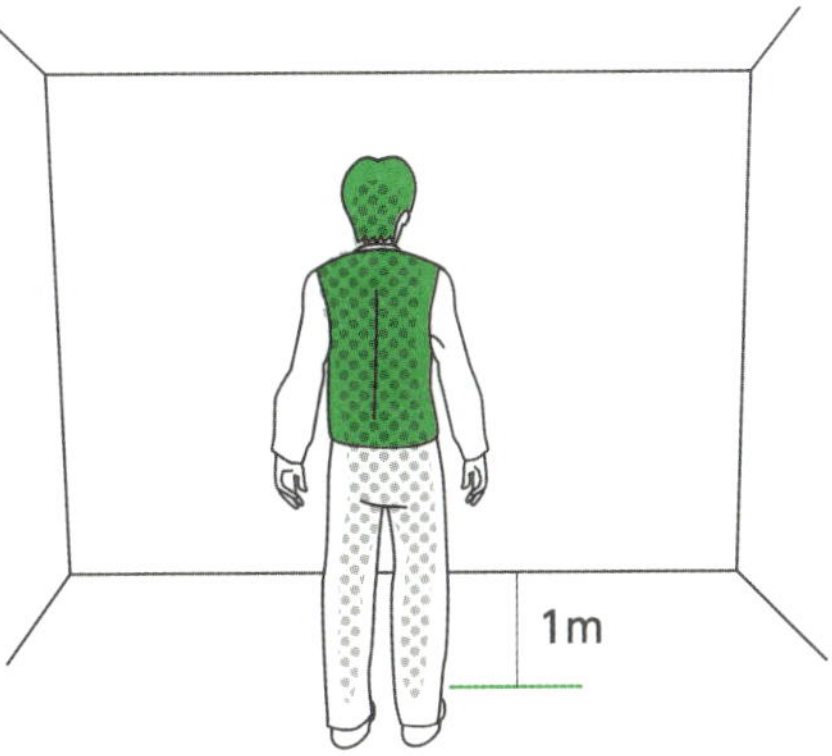

1

頭は動かさず、目だけを動かし、壁の右上角を3秒間見ます。

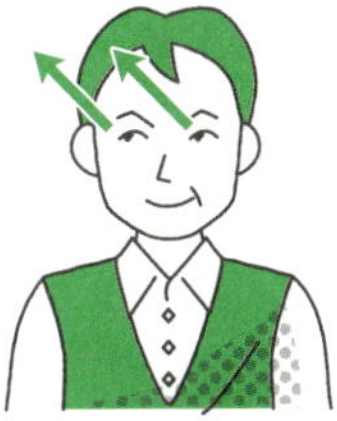

2

今度は左上角を3秒間見ます。

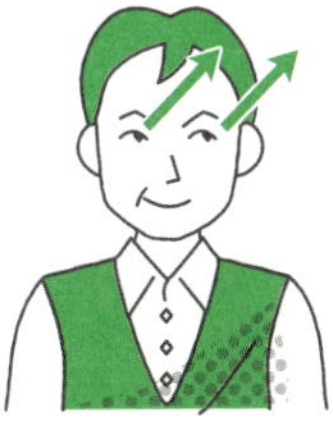

Point!

- 頭は動かさずに目だけをグッと動かすのがコツです。
- できたら、見る順番を変えてやってみましょう。

3

続けて、左下角を3秒間、右下角を3秒間見ます。①から④を3回くり返します。

ヘッドスイング

▶眼球運動
▶周辺視野

準備　目の高さにある目標物から１メートルほど離れて立ちます。

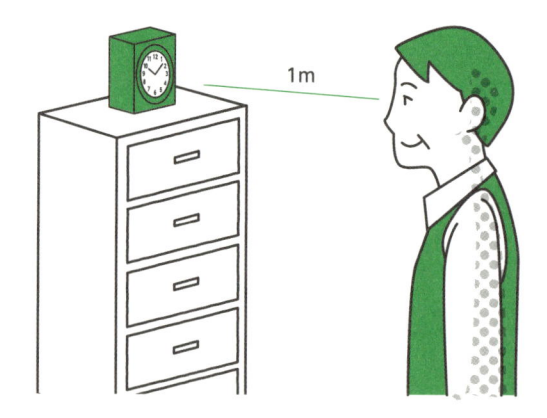

Point!

- 目標物から視線をはずないようにします。
- 目標物は小さいほうが、より効果が高まります。
- いつでもどこでもできるので、仕事中や勉強中にも行ってみてください。

1

目標物を見つめながら、ゆっくり首を左に動かします。目標物が見えなくなるぎりぎりのところで止め、首を正面に戻します。次に首を右に動かして、左同様に動かします。

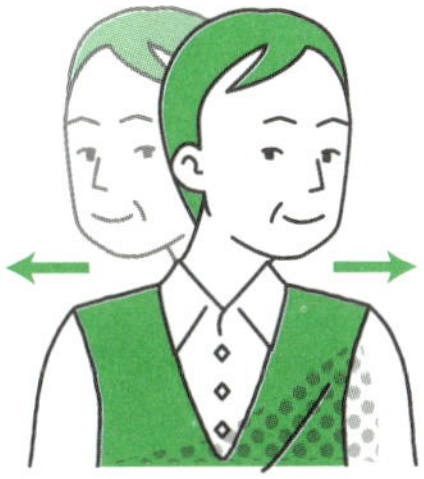

2

今度は首を上に、次に下に動かします。

3

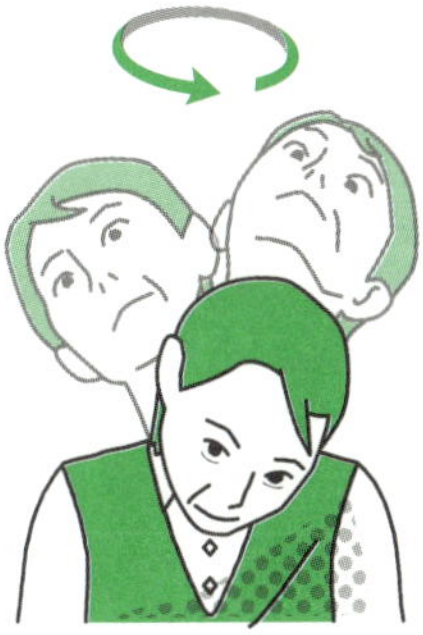

最後は、頭を回転させます。目標物を見ながらゆっくりと時計回り、反時計回りと交互に、2回ずつ回します。

COMMENT

①から③まで、2分ほどかけて行うのが目安です。

虫を目で追うトレーニング

▶集中力
▶両目のチームワーク

準備 壁に向かって座ります。

1

まず虫がゆっくりと上へ這い上がっている様子をイメージして、それを目で追ってみます。
次に下に這い下りてくる様子を思い描き、同じように目で追います。

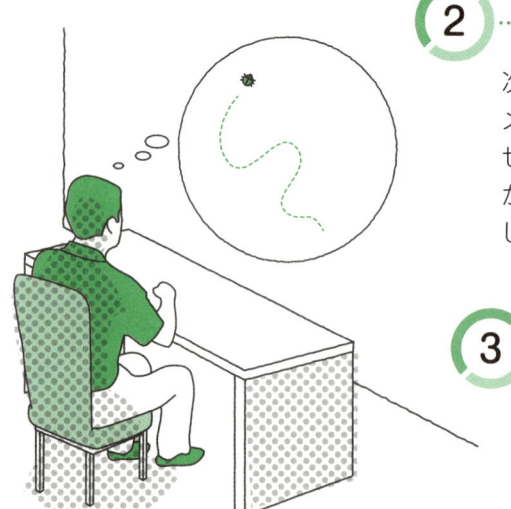

2

次に左右に這うのをイメージし、それに合わせてあたかも見ているかのように視線を動かします。

3

今度は虫がランダムに動き回る様子を想像し、目で追います。

Point!

- 動いている車など、虫よりも速く動くものを目で追うこともトレーニングになります（安全な場所で行いましょう）。

クローズアイ

▶眼球運動

準 備 椅子に座って目を閉じます。

1

目を閉じたまま、眼球を左右に２往復動かします。

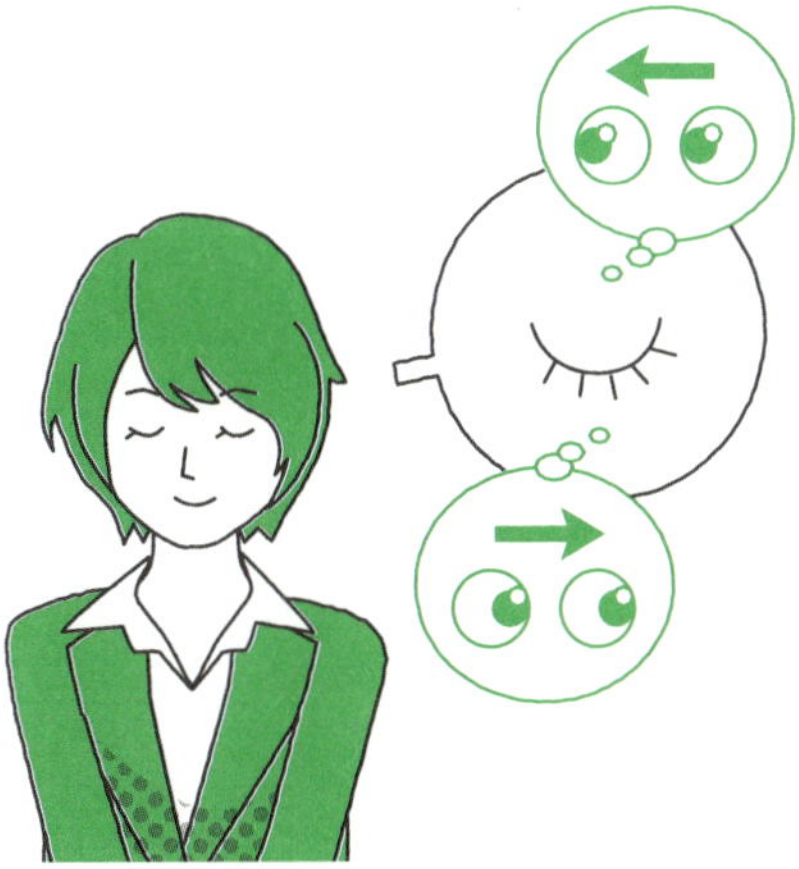

2

上下に２往復、時計回り、反時計回りに２回ずつ動かします。
目の筋肉に意識を集中させて行ってください。

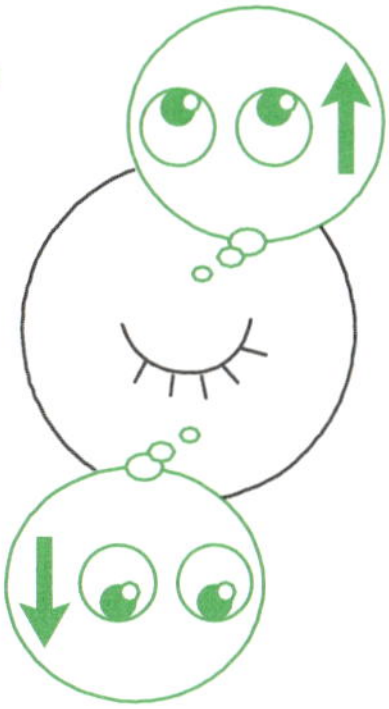

Point!

- 最初は難しく感じても、続けているうちにうまくできるようになります。
- ゆっくり大きく動かすのがコツです。
- 横たわった姿勢でもできますので、寝る前に布団の中で行ってもよいでしょう。

サッカード向上のトレーニング

▶眼球運動
▶固有受容

準備 顔を正面に向け、両手を前に出し親指を立てます。

1

左右の親指を、交互に見ます。
最初はゆっくりと、その後、
少しずつスピードを上げます。

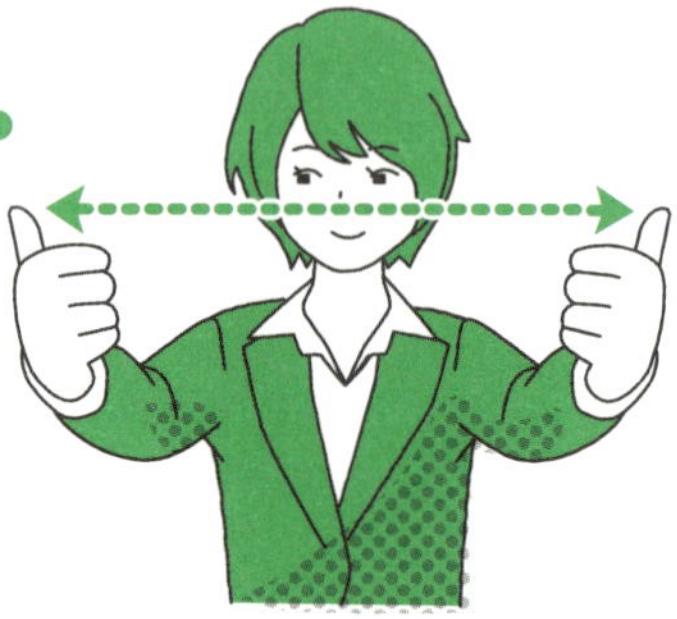

2

①を続けながら、右手を少しずつ
上げ、左手は少しずつ下げます。

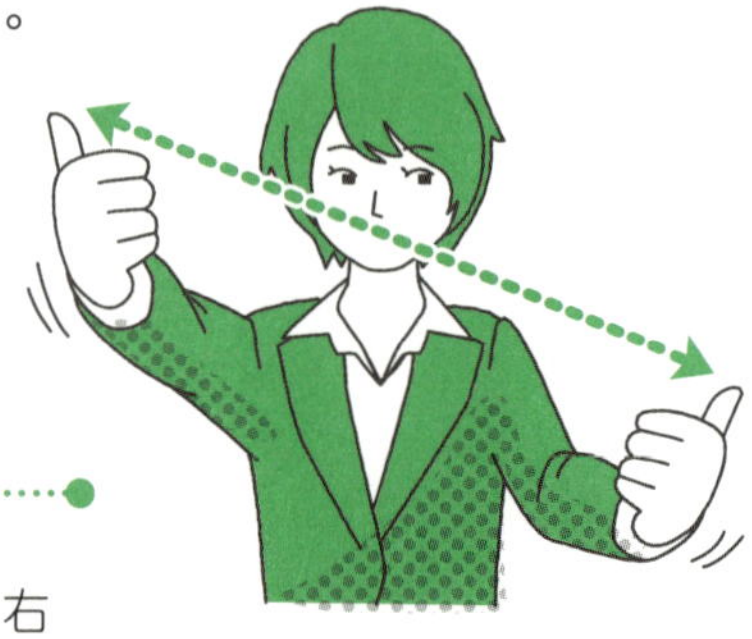

3

反対に、左手を少しずつ上げ、右
手を少しずつ下げます。

Point!

- 右、左、右、左、とリズミカルに行います。
- 左右の手の高さを変えるときも、交互に見るリズムを崩さないようにします。

カレンダーロック

▶ピント調節

準備 名刺など、小さな文字が印字されているものを1枚用意します。壁のカレンダーに向かって立ちます。カレンダーの数字が読めるくらいの距離がよいでしょう。

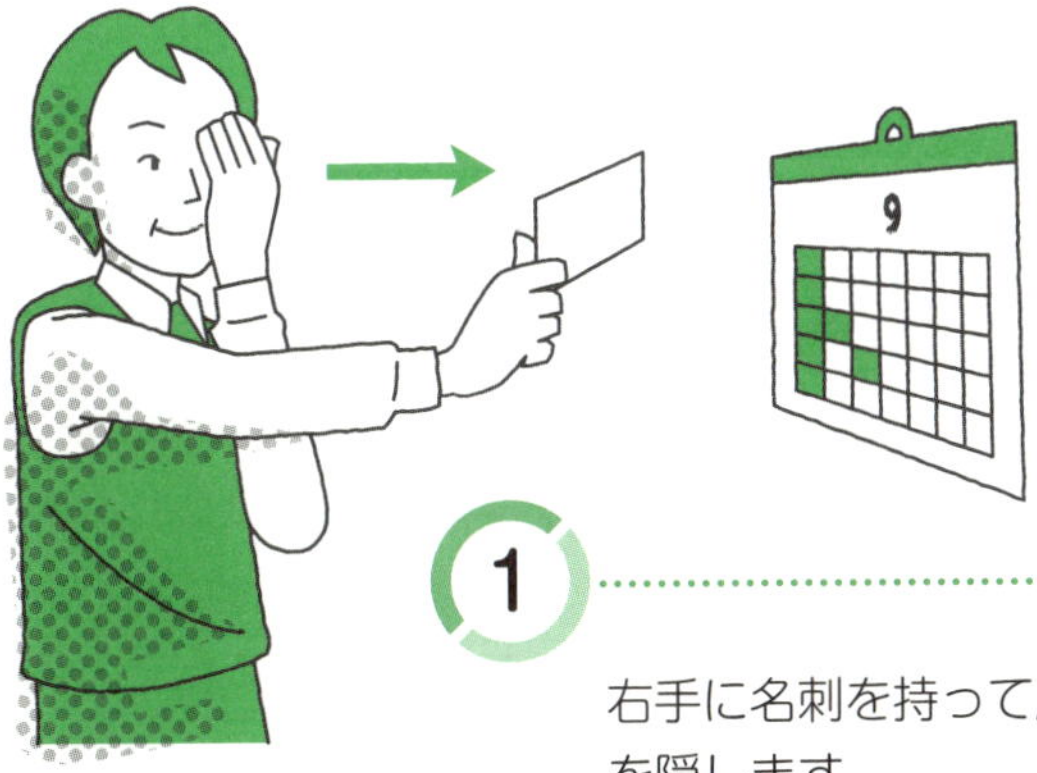

1

右手に名刺を持って腕を伸ばし、左手で左目を隠します。

2

名刺に書いてある小さい文字に視線を合わせ、そのままゆっくりと名刺を右目に近づけて、名刺の文字がぼやけ始めたら手を止めます。

3

名刺を目から少しだけ離して、文字が鮮明に見える位置で止め、ゆっくりと3秒数えます。

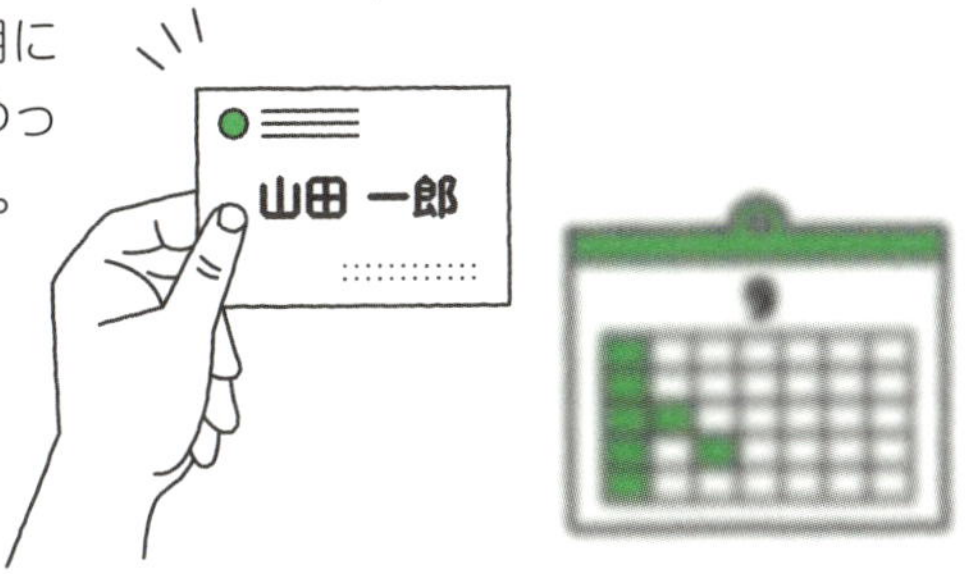

④

素早くカレンダーの数字へ目を移します。
カレンダーの数字にピントが合ったら、ただちに名刺に視線を戻します。
この動作をピントが合うたびに数回くり返します。

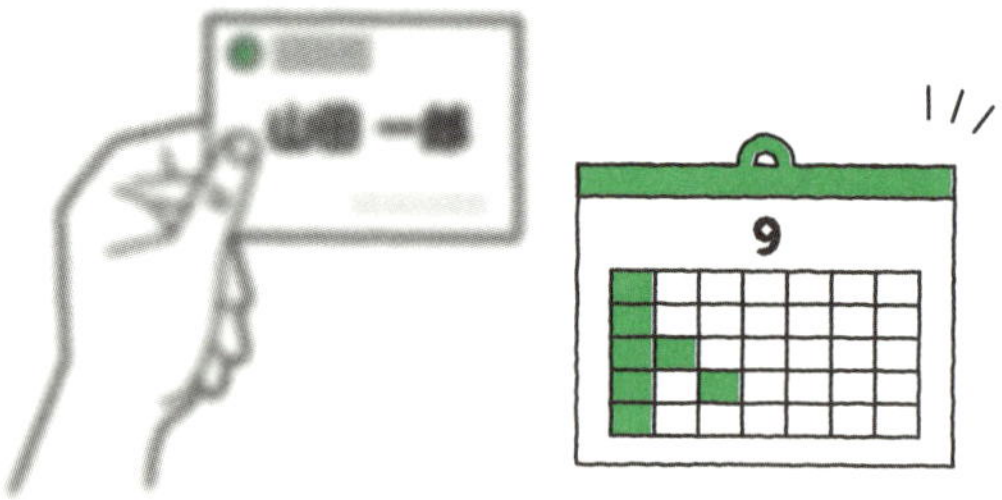

⑤

今度は、左手で名刺を持ち、右目を隠します。左目で②～④の動作を行い、これを数回くり返します。

Point!

- 名刺とカレンダーとで視線を切り替えるときに、パッと素早く切り替えるのがコツです。
- 視線を切り替えるたびに、きちんとピントを合わせます。

目を寄せるトレーニング

▶両目のチームワーク

準 備 目の前に右手を出し、人さし指を立てます。

1

右手を、鼻の正面の、目から40センチくらい離れた位置で止めます。

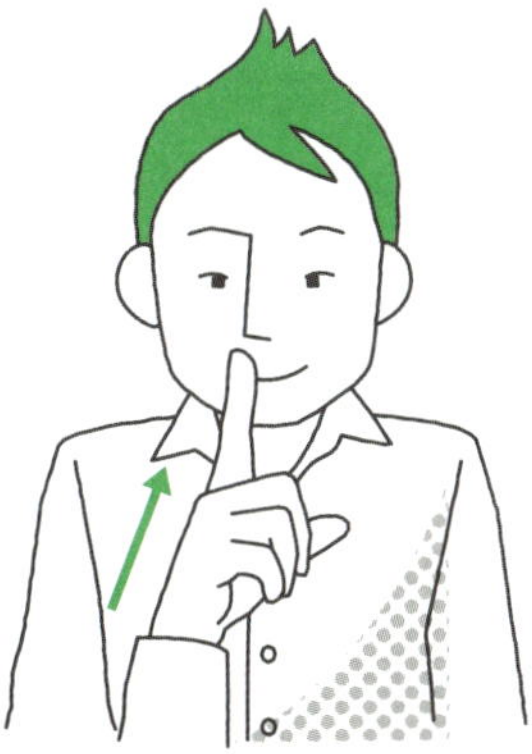

2

指先を見つめながら、だんだん手を鼻に近づけ、鼻先に触れます。

3

指先を見つめながら、目から40センチくらい離れた位置に戻します。
この動作を、ゆっくり3回くり返します。

Point!

- 指を近づけるときは、目がしっかり寄り目になるようにします。
- 近づける速さを少し変えて行ってみましょう。

ブロックストリング

準備 1.8メートルくらいの紐を用意して、端から10、40、80センチのところに結び目をつくります。

1

図のように紐を持って、それぞれの結び目を両目で見てみてください。

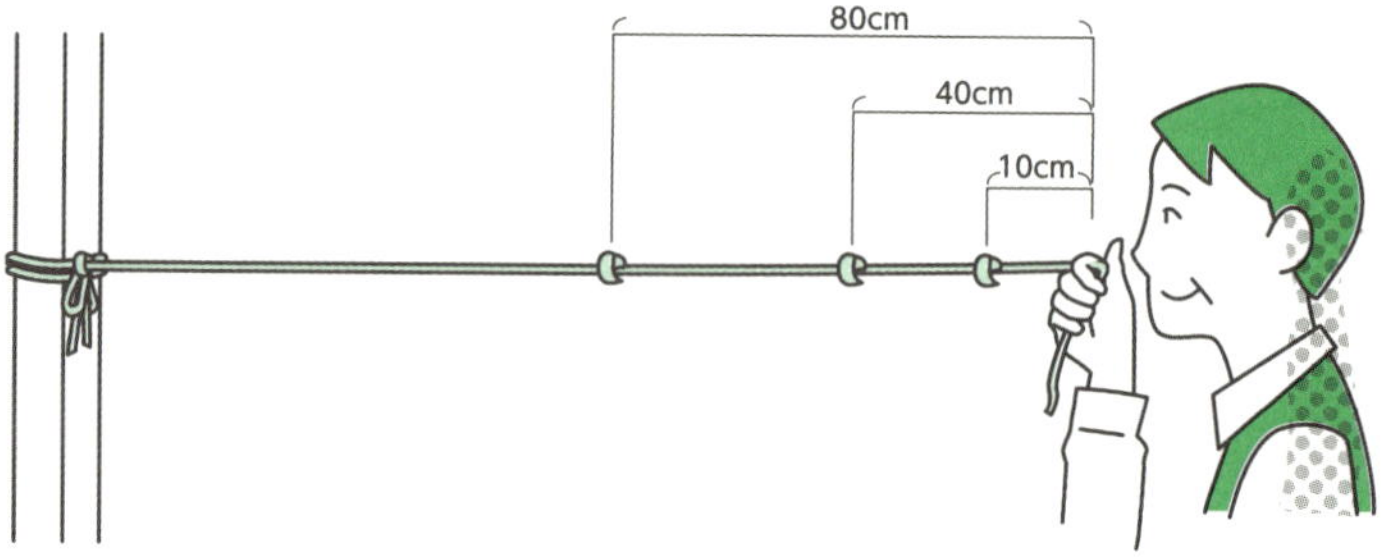

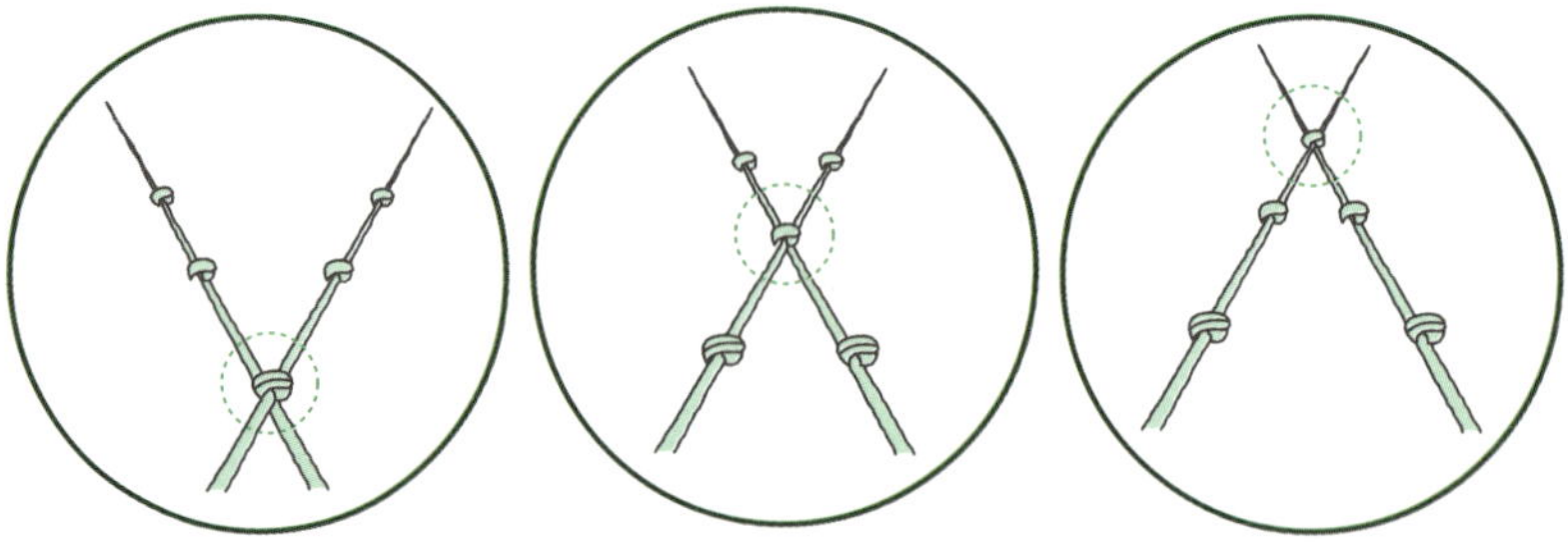

手前の結び目　真ん中の結び目　奥の結び目

それぞれの結び目を両目で見たとき、このように見えれば、OKです。

両目の連動チェック

準 備　**この本を水平に持って、本の下端を鼻先にあてて、真ん中の線と緑色の丸を見てみてください。**

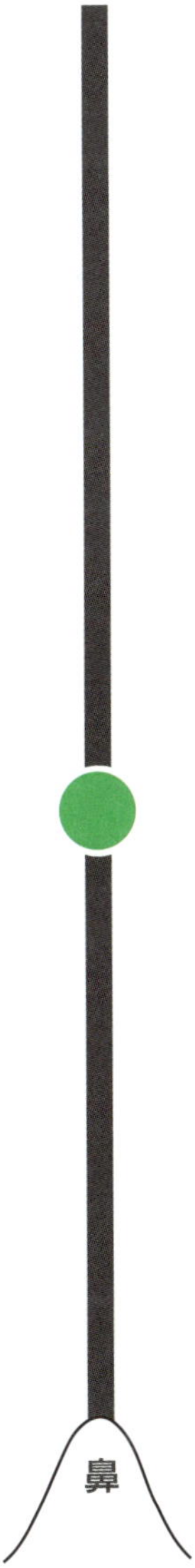

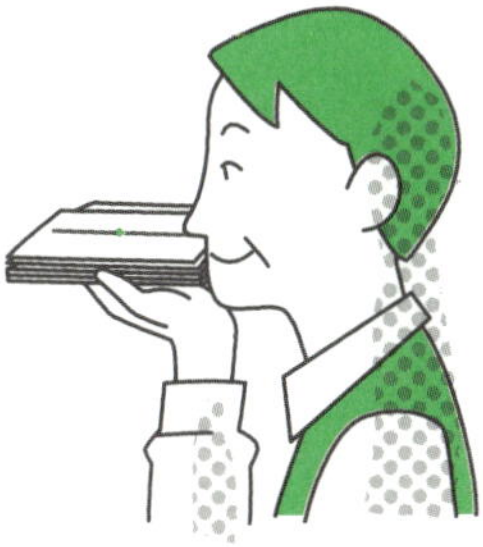

★線が1本しか見えない

まずは前述の眼球を動かすトレーニングを行い、目の運動不足を解消しましょう。その後、もう一度、チャレンジしてみてください。

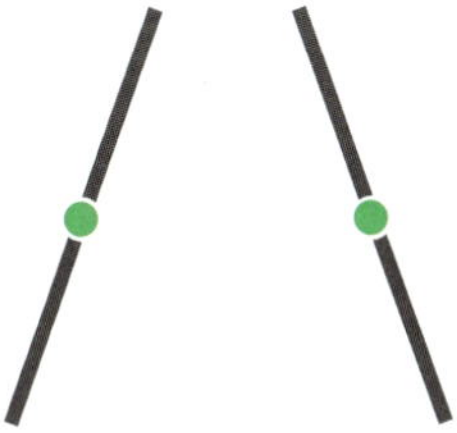

★丸が二つに見える

一つに見えるように、何度かチャレンジしましょう！

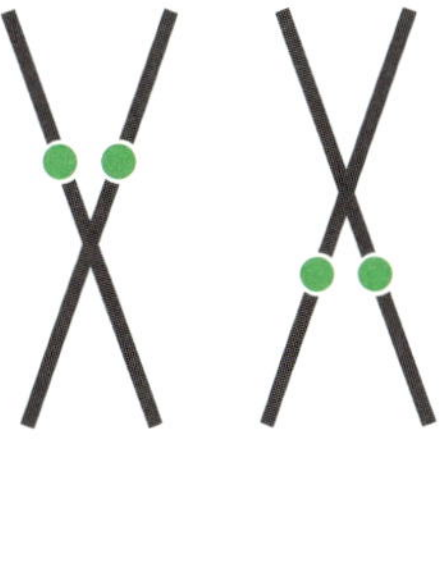

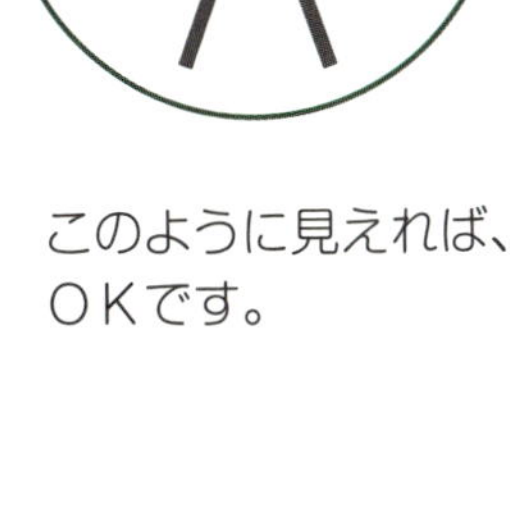

このように見えれば、ＯＫです。

新聞トレーニング

準備　新聞紙と赤えんぴつ、赤ペンなどを用意します。

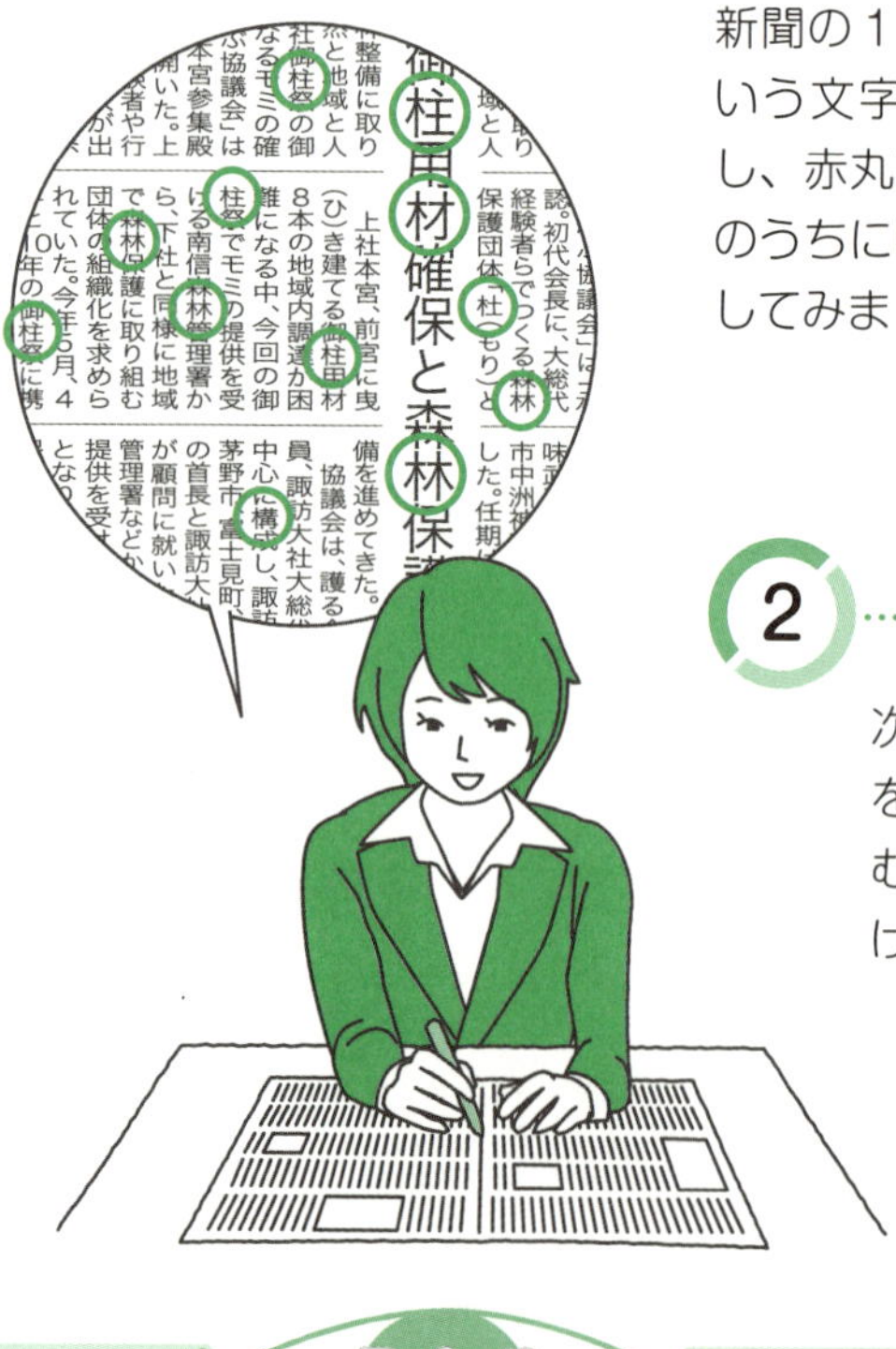

1

新聞の1ページの中から、「美」という文字をできるだけ早く探し出し、赤丸で囲んでいきます。1分間のうちにいくつ見つけられるか、試してみましょう。

2

次に木へんの漢字を探し、数を数えましょう。次に草かんむりの漢字を探し、赤丸をつけていきます。

Point!

- 文字を探すときは、ペンや指でなぞらず、目だけを動かして探すようにしましょう。
- 毎日届く新聞で、毎日新しいトレーニングが行えます。

ひらがなチャートトレーニング①

このページのひらがなチャートAを見やすい位置に持ち、108ページのレッスン1から4の課題の通りに声に出して読んでみましょう。

ふ	あ	み	の	つ	し	ふ	ぽ	て	に
き	ま	と	て	ひ	ぷ	き	ろ	ぬ	ね
み	ら	の	ふ	み	か	ら	も	そ	ふ
よ	あ	ち	こ	ね	ぐ	み	め	す	あ
ぎ	せ	ば	れ	ぞ	に	お	み	せ	の
る	み	の	ら	ま	せ	よ	き	え	た
お	す	た	き	だ	か	に	と	に	ず
せ	ひ	れ	あ	び	ち	お	み	る	か
う	え	ね	に	む	ら	ひ	た	あ	え
み	わ	ぬ	の	え	か	ほ	せ	ひ	ぱ

ひらがなチャートA

課題

まずは107ページのひらがなチャートAを、レッスン1から4の課題の通りに声に出して、読みます。

レッスン 1

左から右へ、一つずつ順番に読み上げます。

レッスン 2

右から左へ、一つずつ順番に読み上げます。

レッスン 3

文字を一つとばしながら読み上げます。

レッスン 4

文字を二つとばしながら読み上げます。

①
ふあみのつしふぽてに
きまとてひぷきろめわ

②
ふあみのつしふぽてに
きまとてひぷきろめわ

③
ふあみのつしふぽてに
きまとてひぷきろめわ

④
ふあみのつしふぽてに
きまとてひぷきろめわ

ひらがなチャートトレーニング②

107ページのひらがなチャートAを見やすい位置に持ち、レッスン1から3の課題の通りに声に出して読んでみましょう。

レッスン 1

今度は1行目の左端の文字を読み、次は同じ行の右端の文字を読み上げます。続いて、1行目の左から2番目の文字を読み、同じ行の右から2番目の文字を読み上げます。同じ要領で、3番目、4番目と読み上げていき、左から5番目と右から5番目の文字を読み上げたら、2行目へ進んでください。同様に、3行目、4行目と、読み上げていきます。

①－③－⑤－⑦－⑨－⑩－⑧－⑥－④－②
ふあみのつしふぽてに

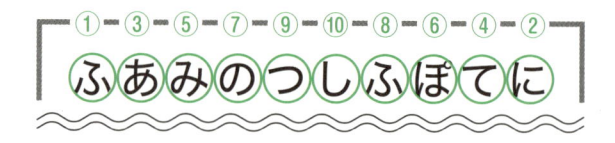

レッスン 2

1行目の左端の文字を読み、次は2行目の最後の文字を読み上げます。続いて、1行目の左から2番目の文字と2行目の右から2番目の文字を読み上げます。1行目と2行目を読み終えたら、同じ要領で、3行目と4行目、5行目と6行目で視線を行き来させて、読み上げます。

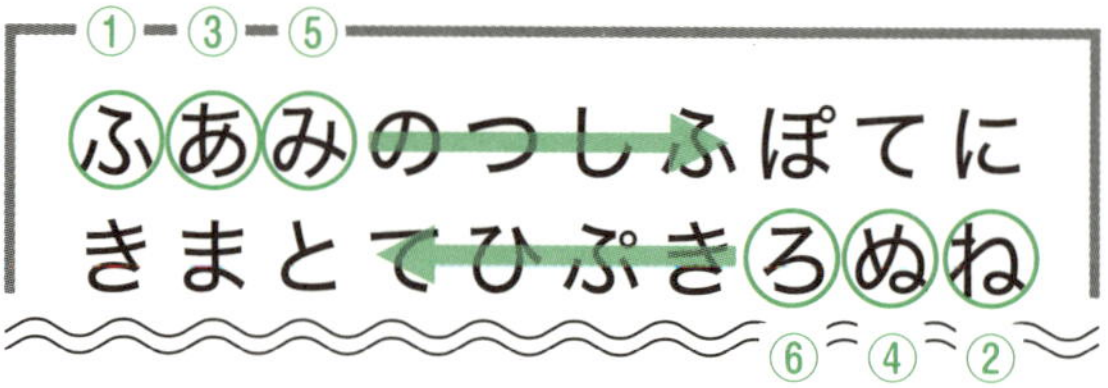

レッスン 3

1 行目の左端の文字を読み、次は 10 行目の最後の文字を読み上げます。レッスン 2 と同じ要領で、1 行目の左から 2 番目の文字と 10 行目の右から 2 番目の文字を読み上げます。
1 行目と 10 行目を読み上げたら、同じ要領で 2 行目と 9 行目、3 行目と 8 行目、4 行目と 7 行目、5 行目と 6 行目を読み上げます。

①	③	⑤							
ふ	あ	み	の	つ	し	ふ	ぽ	て	に
き	ま	と	て	ひ	ぷ	き	ろ	ぬ	ね
み	ら	の	ふ	み	か	ら	も	そ	ふ
よ	あ	ち	こ	ね	ぐ	み	め	す	あ
ぎ	せ	ば	れ	ぞ	に	お	み	せ	の
る	み	の	ら	ま	せ	よ	き	え	た
お	す	た	き	だ	か	に	と	に	ず
せ	ひ	れ	あ	び	ち	お	み	る	か
う	え	ね	に	む	ら	ひ	た	あ	え
み	わ	ぬ	の	え	か	ほ	せ	ひ	ぱ
							⑥	④	②

107ページのひらがなチャートAができたら、112ページのひらがなチャートBを読んでみましょう。

ひらがなチャートAでひらがなチャートトレーニング①②ができたら、
こちらのひらがなチャートBでもトレーニングを行いましょう。
形の似ている字が多くなり、少し見分けにくくなっています。正確に
読めるでしょうか？

あ	な	み	わ	ゆ	ぬ	る	ね	め	の
ね	み	の	め	わ	ゆ	ぬ	る	あ	な
み	め	ぬ	あ	な	ね	る	の	ゆ	わ
め	わ	あ	ね	の	み	ぬ	な	ゆ	る
わ	る	み	な	め	ゆ	の	ぬ	ね	あ
る	な	ゆ	ぬ	わ	み	あ	め	の	ね
る	ぬ	み	の	な	あ	わ	ね	め	ゆ
ぬ	の	わ	め	ね	ゆ	な	あ	る	み
の	ね	あ	み	ぬ	る	め	な	ゆ	わ
な	わ	ぬ	ね	の	め	る	ゆ	み	あ

ひらがなチャートB

吊り広告トレーニング

▶瞬間的な情報力

準備 電車やバスの中で、吊り広告が見える位置に立ちます。

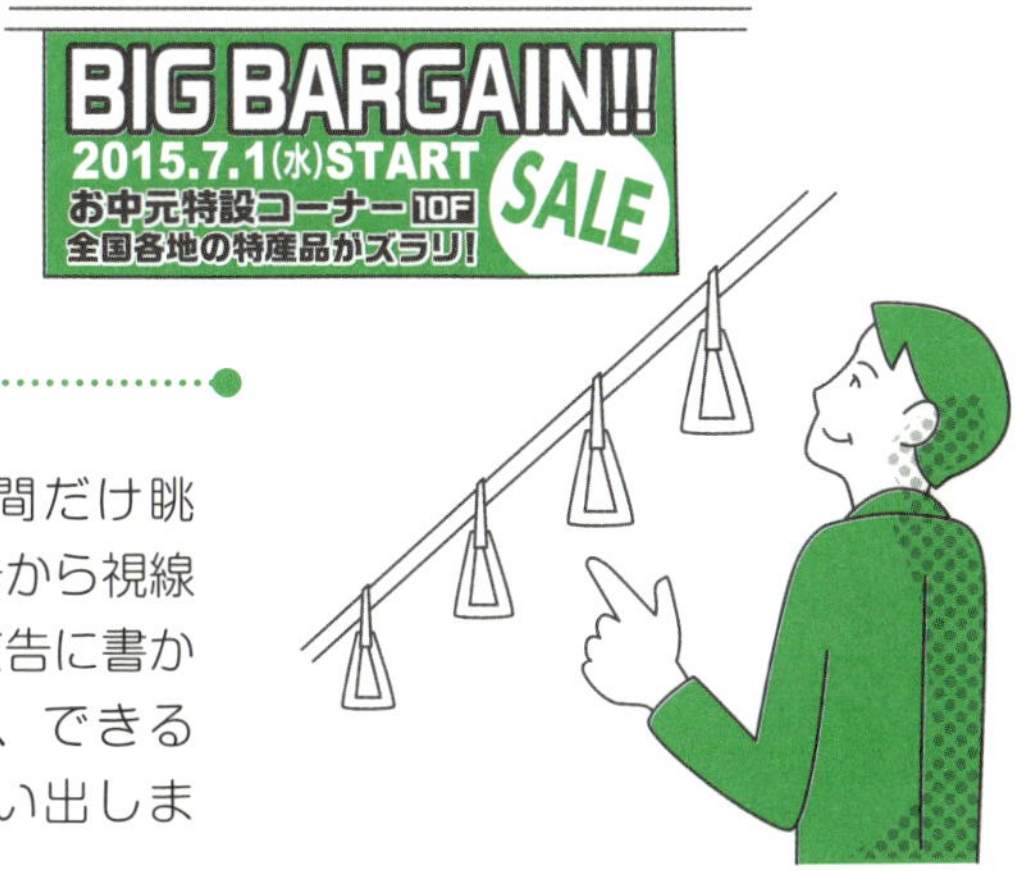

1

吊り広告を5秒間だけ眺めます。吊り広告から視線をはずしたら、広告に書かれていた内容を、できるだけたくさん思い出しましょう。

2

再び先ほどの吊り広告に視線を戻し、イメージが合っていたかを確かめます。

Point!

- 電車やバスに乗るときに、短い時間でできるトレーニングです。
- イメージする力と、瞬間的に多くの情報をつかみとる力を鍛えられます。

ピント合わせ看板トレーニング ▶ピント調節

準 備 広々した安全な場所を散歩しながら、遠くの看板を見つめます。窓から外を眺めるだけでもよいです。

1

遠くにある看板の文字を読み、次にそれより近くにある看板の文字を読みます。

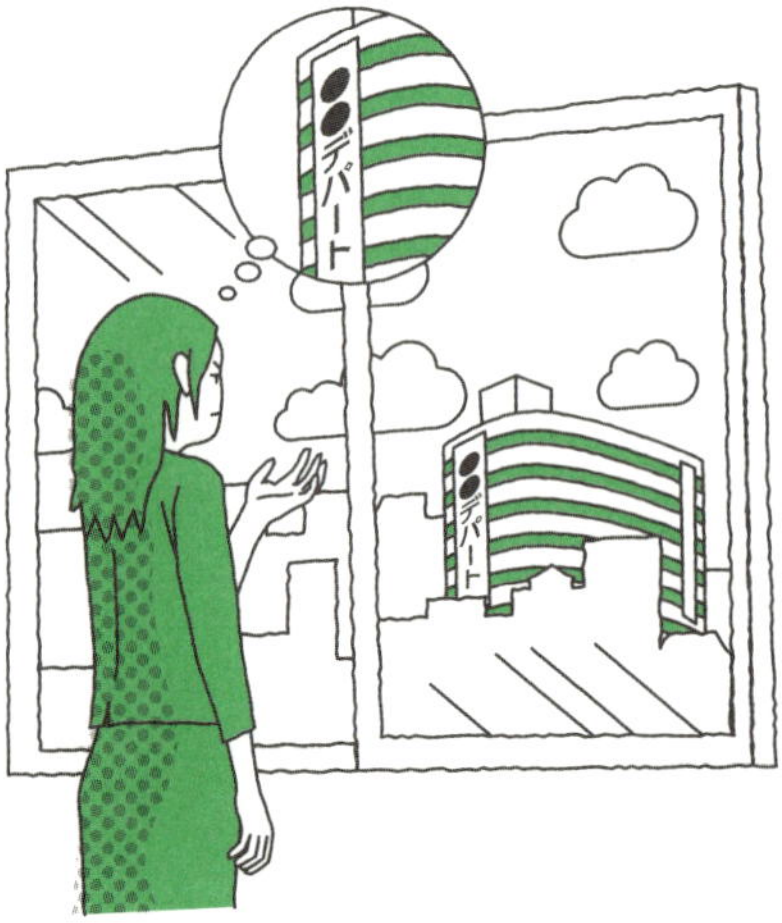

2

自分の手のひらなど、近くにあるものを3秒間見つめ、また視線を遠くの看板に移します。

Point!

- ふだんからよく見る風景でチェックすると、見え方の変化をチェックすることができます。
- うまくできないときは、距離を少し変えて、試して見ましょう。

イメージ力を高めるトレーニング

イメージ力があると、入ってくるさまざまな情報を、素早く正確に処理できるようになります。

ゲームをするような気楽な気持ちでトレーニングを行い、イメージ力を養いましょう。

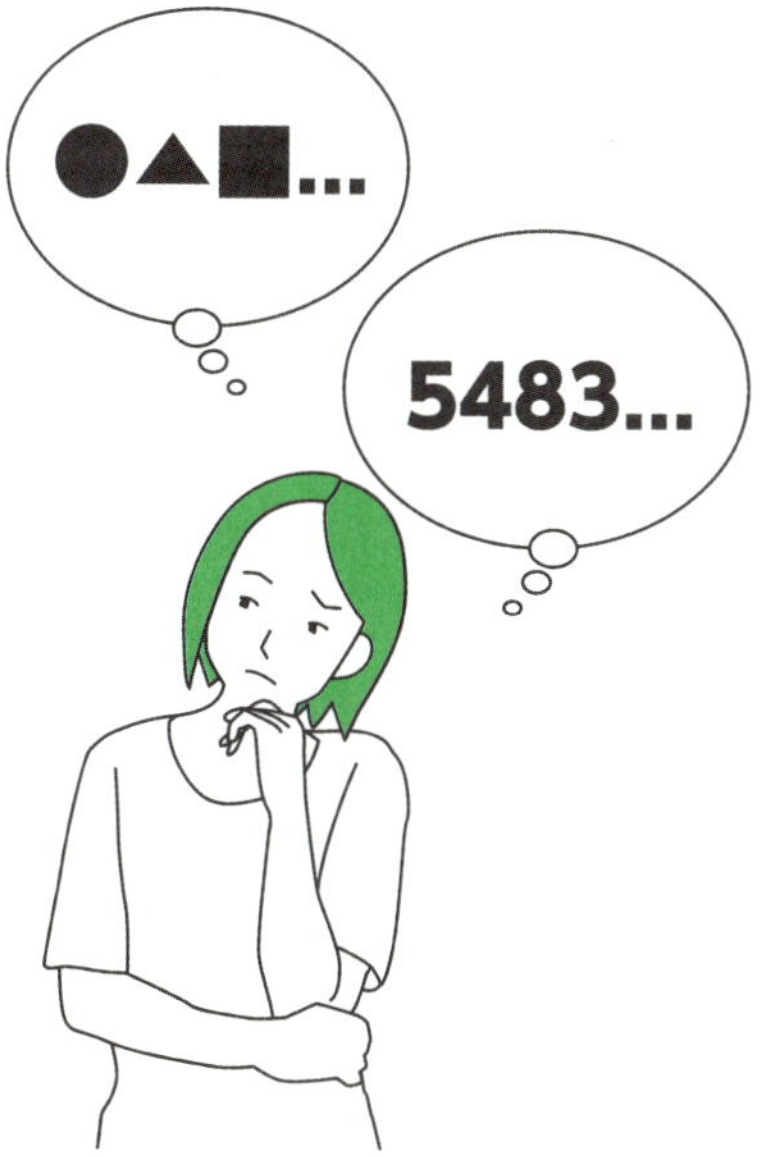

ナンバーズ①

目標時間
1分

数字を1から順番に、できるだけ速く目で拾っていきましょう。

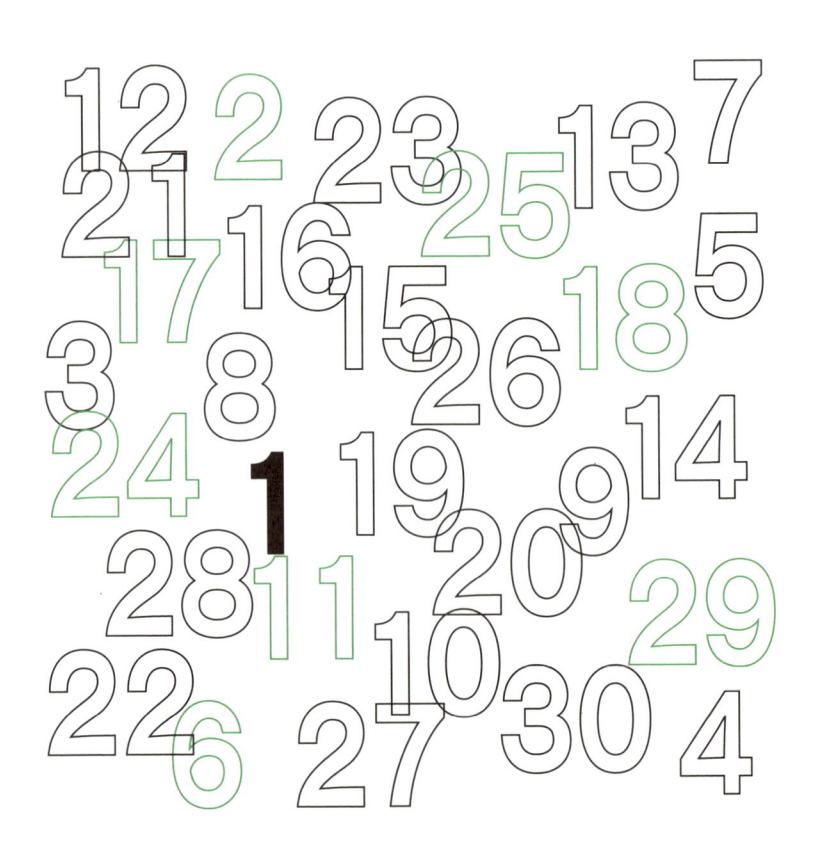

ナンバーズ②

目標時間
1分

数字を1から順番に、できるだけ速く目で拾っていきましょう。

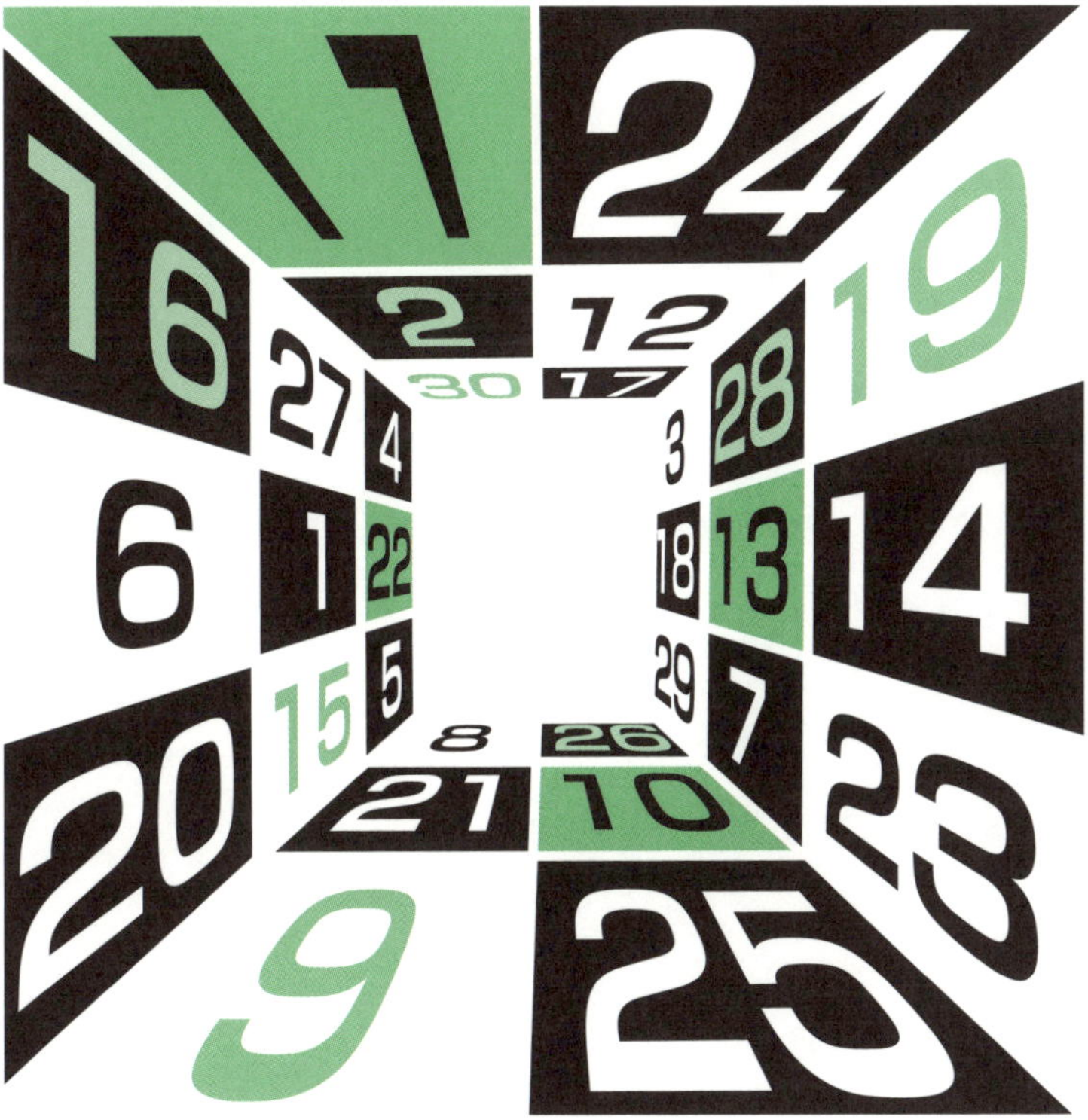

目で線をたどってみよう①

目標時間
1分

指などでなぞらず、目だけでそれぞれの線をたどってみましょう。線が交差しているところは曲がりません。

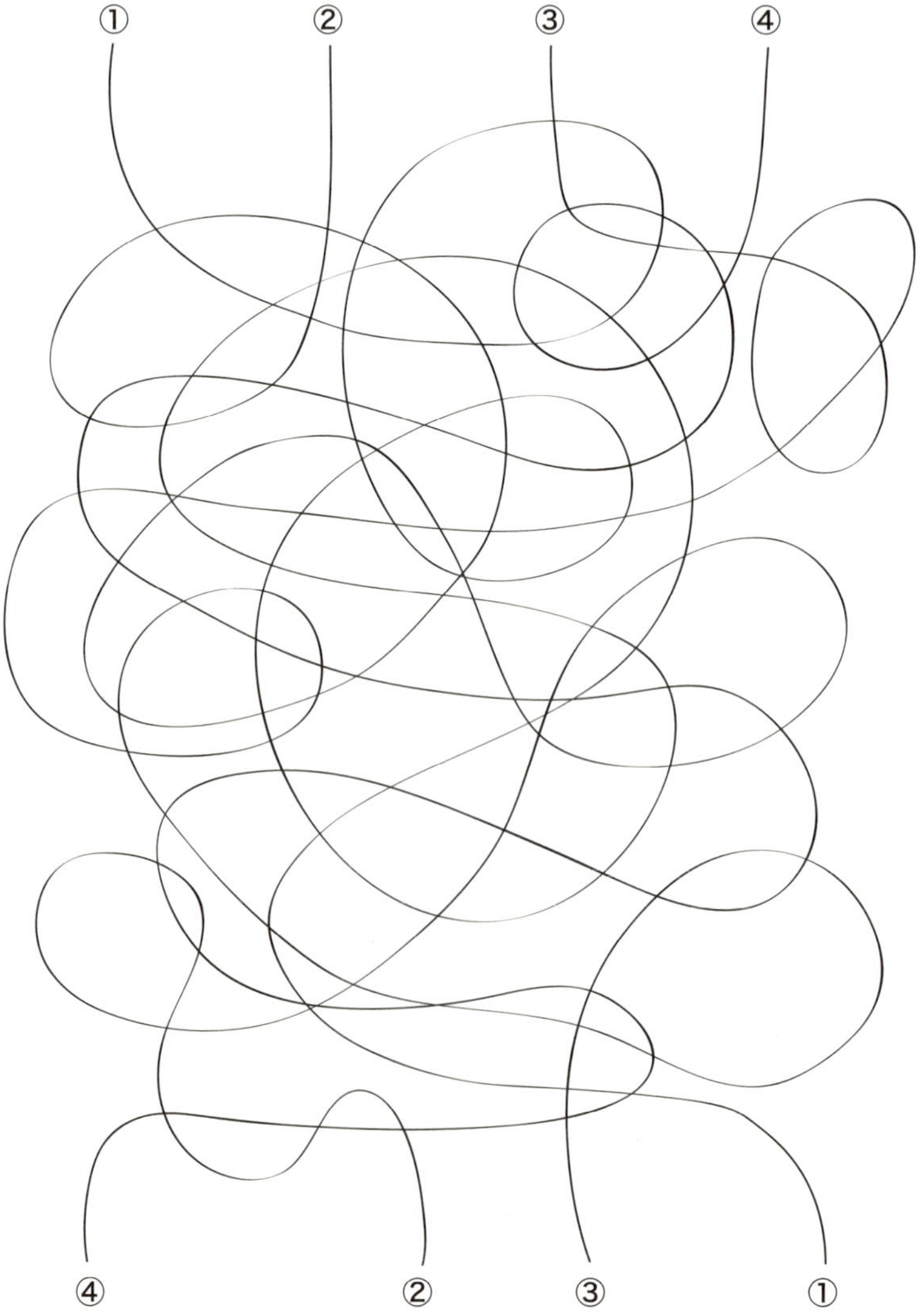

目で線をたどってみよう②

目標時間
1分

指などでなぞらず、目だけでそれぞれの線をたどってみましょう。線が交差しているところでは曲がりません。

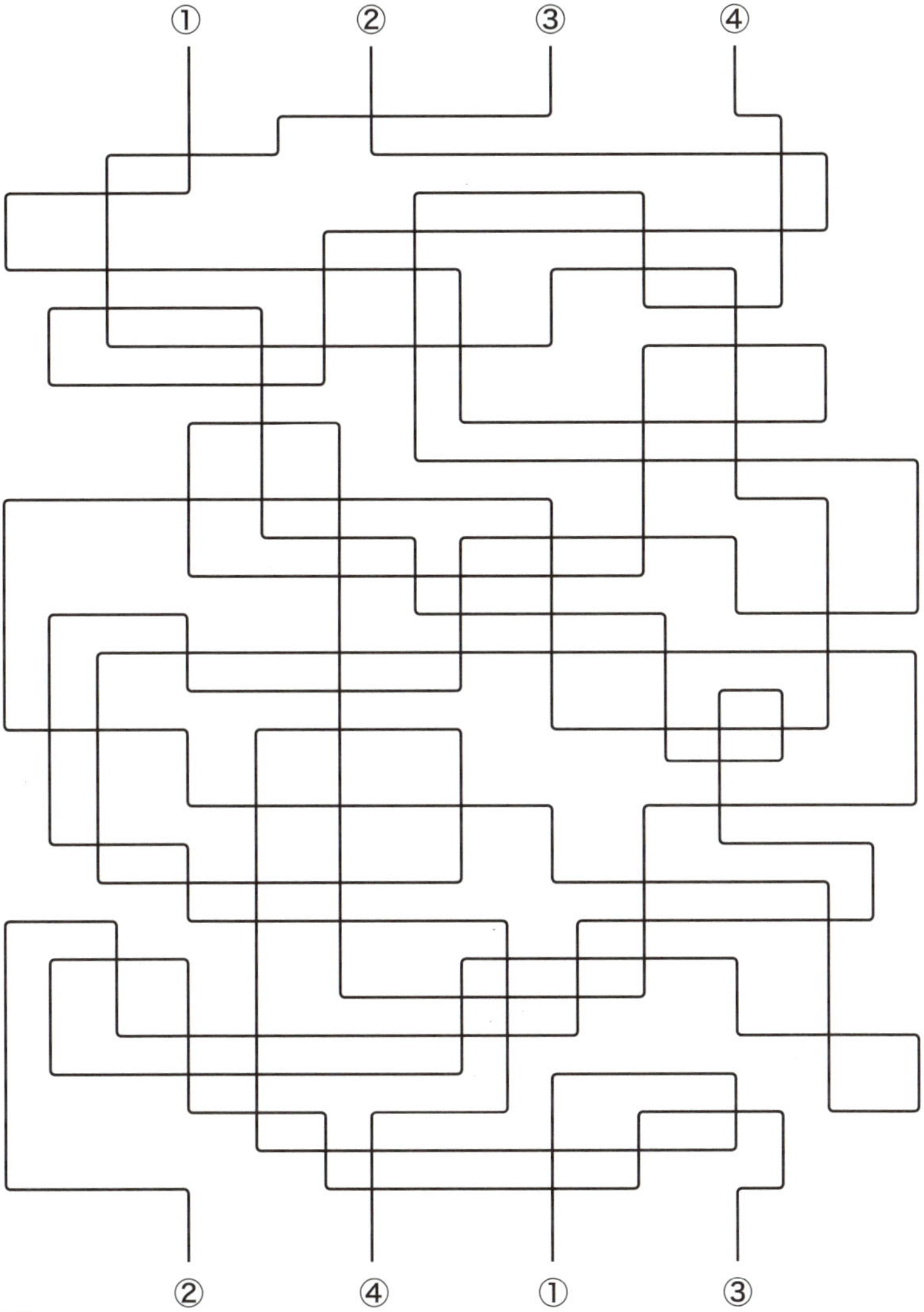

迷路①

目標時間
1分

目だけで枠を追い、STARTからGOALまで線を引きましょう。

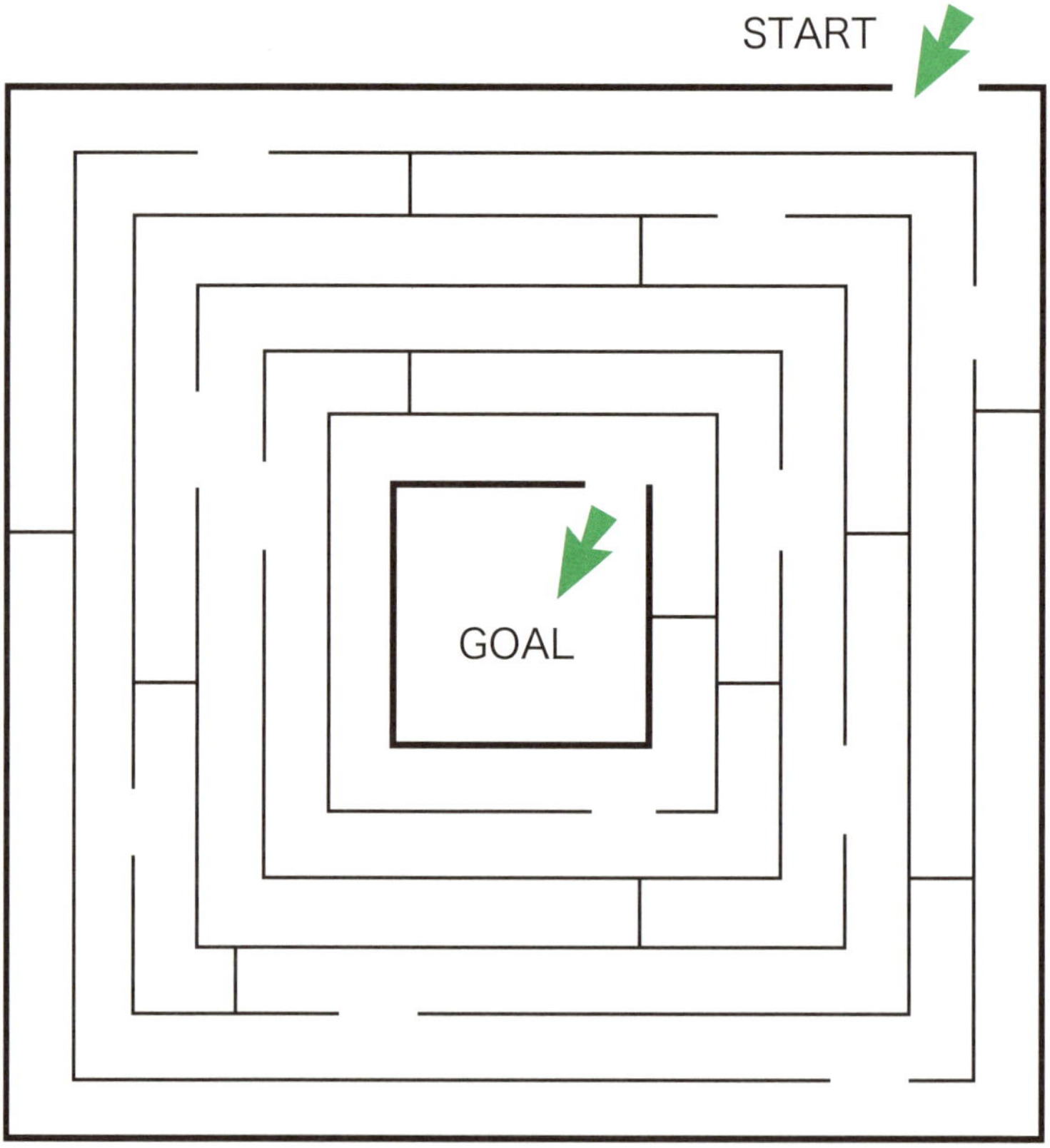

迷路②

目標時間
1分

目だけで枠を追い、STARTからGOALまで線を引きましょう。

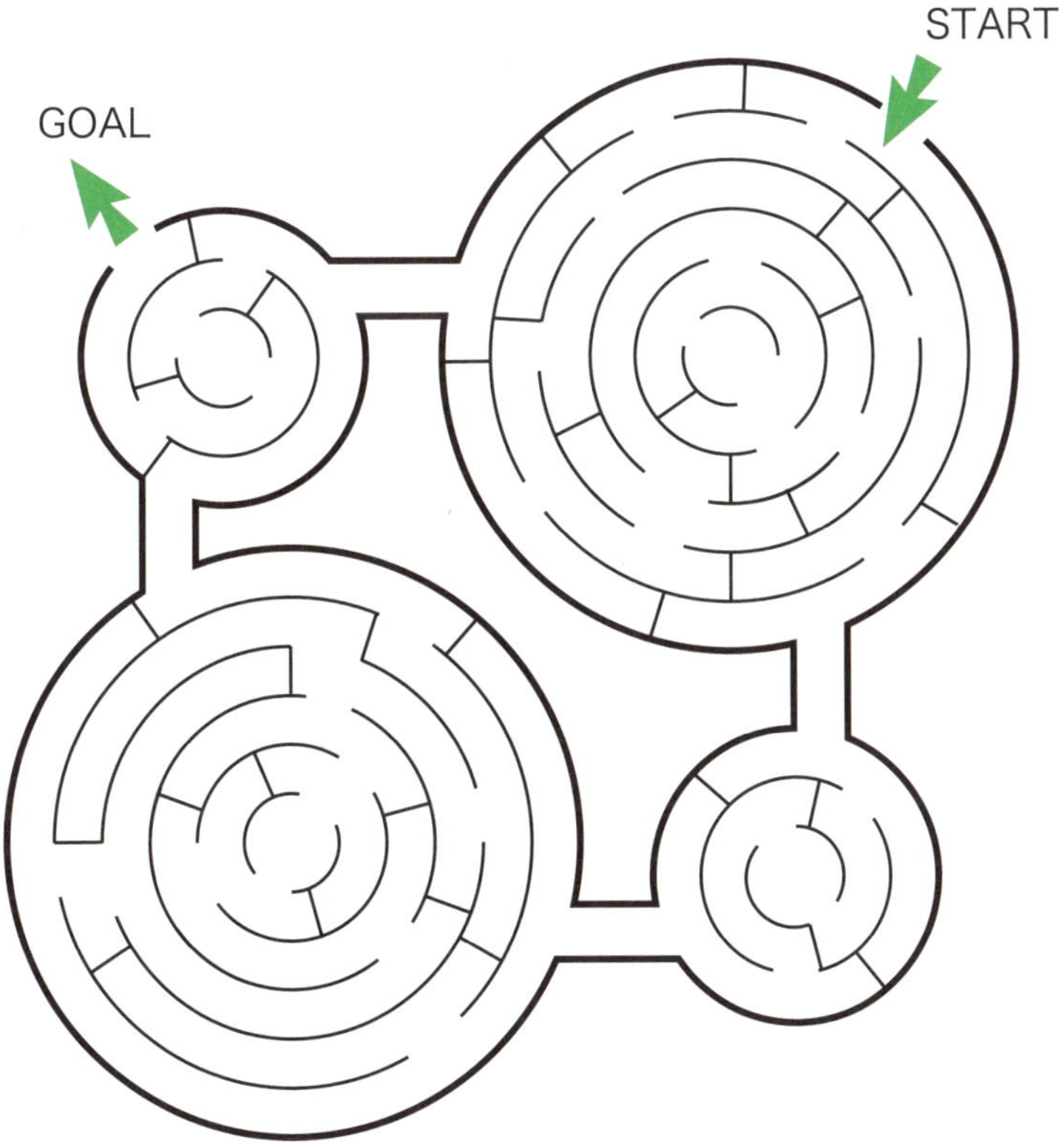

本物探し①

目標時間
1分

「875」と「MSK」の文字列が、枠の中にいくつあるかを探してみましょう。

875 ◀ いくつあるか探してください

8438940136985717375687265891287
6786210359654875202145635874565
3568794203584563105284246587521
5698741063058930418654785697124
0285674102387545689567789620345
8940136359857017535687596581678

答え　　　個

MSK ◀ いくつあるか探してください

MNKMMKMSKSSKNDKMSSKSKMOKLSKMUK
KMMNKMKUKOSKASKKUKDMKNSKMSYWKS
CVKNYYSSKNDKWSKFSKMOKLSKMUMSKK
MNHNKKSKNKPOHKMSKSSKMOKLSKUKM
KMSKOWMMWYSKNDKMSSKSKMOKLSKMU
KUJKMMSKNDSMSKMSSKSKMOKLSKMUK

答え　　　個

本物探し②

目標時間
1分

「みえかた」の文字と「○◎▽」の記号の列が、枠の中にいくつあるかを探してみましょう。

みえかた ◀ いくつあるか探してください

にえかたみえかにみえにたみえかたういたうたかたこのかたみええ
みえかたみてかたえききかたきこえかたあのかたつかれためないし
もちかたしよいめすこやかみつけかたもちかたみんかたたまにめを
しようつきかためみみはなくちにえかたみえかにみえにたみえかた
みえかたみてかたえききかたきこえかたよいめすこやかみたしまえ
もちかすこやかえみえかたみつけかたもちかたみんかたたまにめを

答え　　　個

○◎▽ ◀ いくつあるか探してください

○◎▽□○☆△×○◎○◎☆▽□○□☆△×○☆▽□○☆
☆△×○◎▽□○☆△×☆▽△◎□☆○×○◎☆□○☆△
×□☆△×□○☆△×◎▽○□☆○☆△×○◎▽○◎×□
◎▽□×○◎▽☆△×☆△×◎▽□○☆△×○□○▽□◎
☆△×□○△×◎▽□○☆△◎□▽☆◎▽☆□△×○△◎
○☆△×◎☆△×○◎▽□○☆△×○◎▽□○☆△☆△×

答え　　　個

仲間はずれ探しトレーニング①

目標時間 1分

各行に一つだけ、他と違うものが入っています。
素早く見つけてください。

SUN	SUN	SUN	SUN	SUN	SUN	SON	SUN
CAP	CAT	CAP	CAP	CAP	CAP	CAP	CAP
MEET	MEET	MEET	MEET	MEET	MEAT	MEET	MEET
PLAY	PLAY	PRAY	PLAY	PLAY	PLAY	PLAY	PLAY
SLOW	SLOW	SLOW	SLOW	SNOW	SLOW	SLOW	SLOW
WOOD	WOOD	WOOD	FOOD	WOOD	WOOD	WOOD	WOOD
DROP	DROP	CROP	DROP	DROP	DROP	DROP	DROP
STEP	STEP	STEP	STEP	STOP	STEP	STEP	STEP
FLOW	FLOW	FLOW	FLOW	FLOW	FLOW	FLOW	FLAW
MOON	MOON	MOON	NOON	MOON	MOON	MOON	MOON
STEEL	STEEL	STEEL	STEEL	STEEL	STEAL	STEEL	STEEL
HONEY	MONEY	HONEY	HONEY	HONEY	HONEY	HONEY	HONEY
FLESH	FLESH	FLESH	FLESH	FLESH	FLESH	FLASH	FLESH
HOUSE	HOUSE	HOUSE	HORSE	HOUSE	HOUSE	HOUSE	HOUSE
BUTTER	BUTTER	BUTTER	BUTTER	BUTTER	BITTER	BUTTER	BUTTER

仲間はずれ探しトレーニング②

目標時間 1分

各行に一つだけ、他と違うものが入っています。
素早く見つけてください。

3838	3838	3838	8383	3838	3838	3838	3838
9638	9683	9638	9638	9638	9638	9638	9638
8063	8063	8063	8063	8063	8036	8063	8063
6396	6396	6369	6396	6396	6396	6396	6396
3096	3096	3096	3096	3066	3096	3096	3096
8030	8030	8030	8030	8030	8030	8080	8030
6938	6938	6938	6988	6938	6938	6938	6938
8968	8968	8968	8968	8963	8968	8968	8968
6896	6896	6896	6896	6896	6869	6896	6896
8306	8306	8806	8306	8306	8306	8306	8306
6968	6968	6968	6968	6968	6968	6698	6968
3983	3983	3983	3983	3683	3983	3983	3983
9833	9833	9833	9833	9833	9833	9838	9833
6383	6338	6383	6383	6383	6383	6383	6383
3669	3669	3669	3699	3669	3669	3669	3669

仲間はずれ探しトレーニング③

目標時間
1分

各行に一つ、色や模様が他とは違うものがあります。
素早く見つけてください。

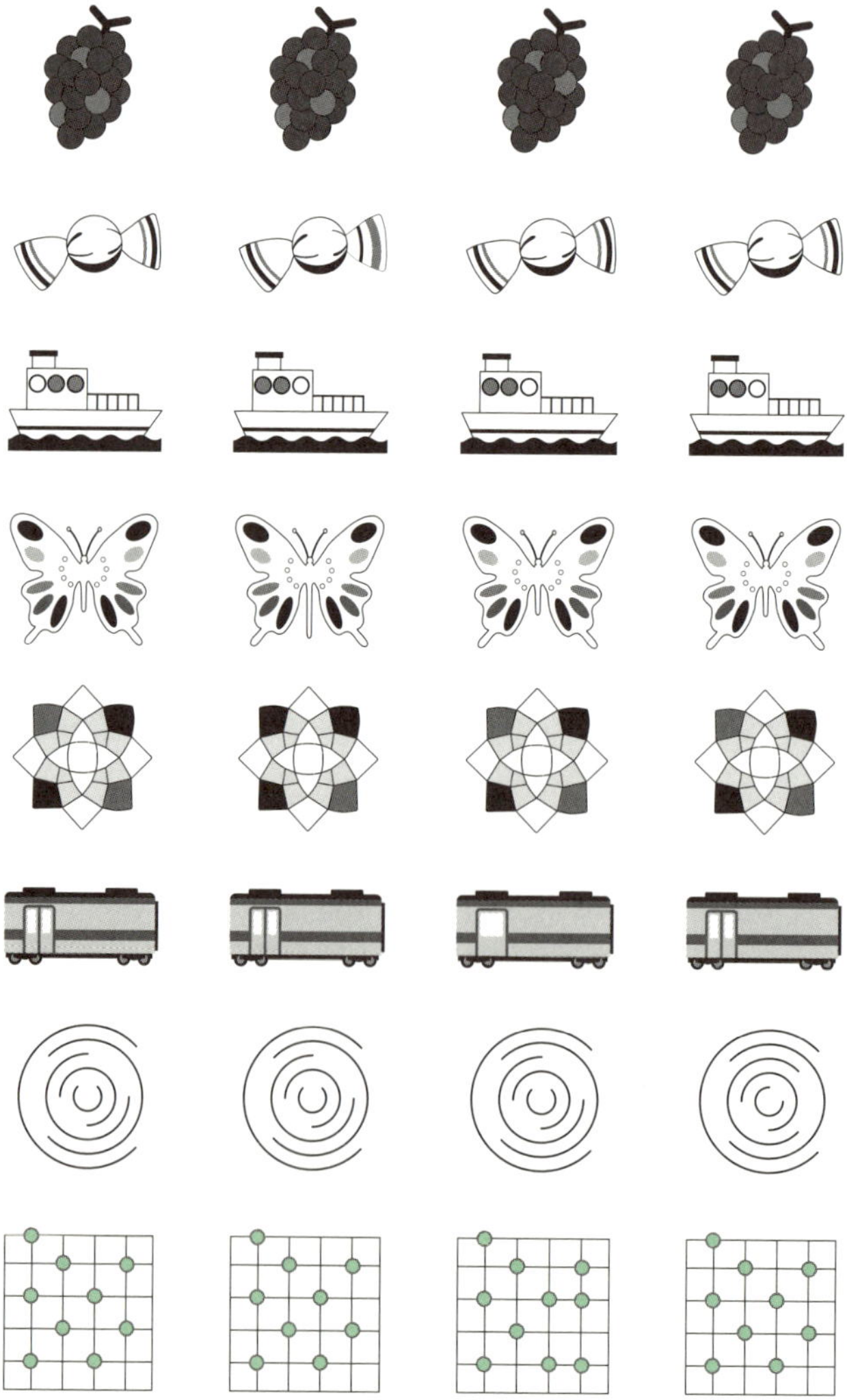

間違い探しトレーニング①

目標時間 1分30秒

左右を比べて、同じなら○、違っていたら×を書き込みましょう。

BDFHJKMOQS	□	BDFHJKMQOS
VXZACEGILN	□	VXZACECILN
PRTUWYADGJ	□	PRTUWYADGJ
MPSVYBEHKN	□	MPSYVBEHKN
QTWZCFILOR	□	QTMZCFILOR
UXAEIMQUYC	□	UXAEIMQUYC
GKOSWBFJNR	□	GKOSWJFBNR
VZDHLPTXAF	□	VZDHLPTAXF
KPUZBGLQVC	□	KPUZBGLQVC
HMRWEJOSXD	□	HMWREJOSXD
INTYBFJMQX	□	INTYBFJMQX
AEINPTWAGP	□	AEINPWTAGP
VBHNQWCIOX	□	VBHNQWCIOX
EMUCGOWFNZ	□	EMUCGOWFNZ
HPXFKUBLVM	□	HFXPKUBLVM
WJSDITDHKO	□	WJSDITDHKO

間違い探しトレーニング②

目標時間 1分30秒

左右を比べて、同じなら○、違っていたら×を書き込みましょう。

○◎◆☆■▽▼	□	○◎◆☆■△▼
♠♥♣●◇★□	□	♠♥♣◇●★□
△▲♤♡♧●◆	□	△▲♡♤♧●◆
□▽♤♥○◇★	□	□▽♤♥○◇★
◎★■▲♠♧◇	□	◎★■▲♠♧◇
◆□▽♤♥○◆	□	◆□▼♤♥○◆
■▼♥○◆△♤	□	■▼♥○◆△♤
♣◇■▲♡◎□	□	♣◇■▲♡◎□
▼♧◇■♤♣◆	□	▼♧◇■♣♤◆
△♠●☆▼♧★	□	△♠●☆▼♧★
▼♣☆♤◎■♡	□	▼♣☆♤◎■♡
◇▽♣○◆◇▼	□	◇▽♣○◇◆▼
♥◎★●☆▼♧	□	♥◎☆●★▼♧
○♠△□◎◆■	□	○♠△□◎◆■
◎♥▲▽★□▼	□	◎♥▲▽★□▼
◇◆♣♤♡■▽	□	◇◆♣♤♡■▽

間違い探しトレーニング③

目標時間
1分30秒

上下を比べて、同じなら○、違っていたら×を書き込みましょう。

9	9	9	9	9	9	9	9	9	9	9
1	1	6	6	0	2	7	0	2	4	8
0	2	7	7	1	5	1	1	5	1	3
6	8	1	5	0	7	3	6	5	9	8
7	3	3	8	9	8	7	3	8	7	4
2	0	8	6	1	6	7	9	2	5	8
7	5	0	9	4	2	3	6	4	0	7
8	2	4	7	8	3	4	2	4	5	9
7	8	8	0	9	5	3	2	2	5	5
2	1	9	7	8	3	2	4	1	7	0
0	2	7	6	9	8	6	5	9	1	5
4	0	8	2	9	6	3	6	5	0	8

□ □ □ □ □ □ □ □ □ □ □

9	9	9	9	9	9	9	9	9	9	9
1	1	6	6	0	2	7	0	2	4	8
0	2	7	7	1	5	1	1	5	1	3
6	8	1	5	0	7	3	6	5	9	8
7	3	3	8	9	8	7	3	8	7	4
2	0	8	6	1	6	7	9	2	5	7
7	5	4	9	4	2	3	6	4	0	8
8	2	0	7	8	5	4	6	4	5	9
7	8	8	0	9	3	3	2	2	5	5
2	1	9	7	8	5	2	4	9	7	0
0	2	7	6	9	8	6	5	1	1	5
4	0	8	2	9	6	3	6	5	0	8

間違い探しトレーニング④

目標時間
1分30秒

上下を比べて、同じなら○、違っていたら×を書き込みましょう。

◎	○	♥	◇	▼	△	▼	♣	■	◆	◎
♥	♠	◎	▽	♣	♠	♧	◇	▼	□	★
▲	△	★	♣	☆	●	◇	■	♥	▽	■
▽	□	●	○	♤	☆	■	▲	○	♤	▲
★	◎	☆	◆	◎	▼	♤	♡	◆	♥	♠
□	◆	▼	◇	■	♧	♣	◎	△	○	♧
▼	■	♧	▼	♡	★	◆	□	♤	◆	◇
☆	♡	◇	○	♧	◇	■	□	△	♠	○
●	■	◆	◇	●	★	▽	▽	▲	♥	◎
♡	▽	♣	★	◆	□	▼	♤	♤	♣	◆

□ □ □ □ □ □ □ □ □ □ □

◎	○	♥	◇	▼	△	▼	♣	■	◆	◎
♥	♠	◎	▽	♣	♠	♧	◇	▼	□	★
▲	△	☆	♣	☆	●	◇	■	♥	▼	■
▽	□	●	○	♤	☆	■	▲	○	♤	▲
★	◎	★	◇	◎	▼	♣	♡	◆	♥	♠
□	◆	▼	◆	■	♧	♤	◎	△	○	♧
▼	■	♧	▼	♡	★	◆	□	♤	◆	◇
☆	♡	◇	○	♧	●	■	□	△	♠	○
●	■	◆	◇	●	★	△	▽	▲	♥	◎
♡	▽	♣	★	◆	□	▼	♤	♡	♣	◆

からだを使ってビジョンを高めよう

からだを使って行うトレーニングです。まわりに腕などをぶつけたり、転んだりしないよう注意して、無理のない範囲でやってみましょう。

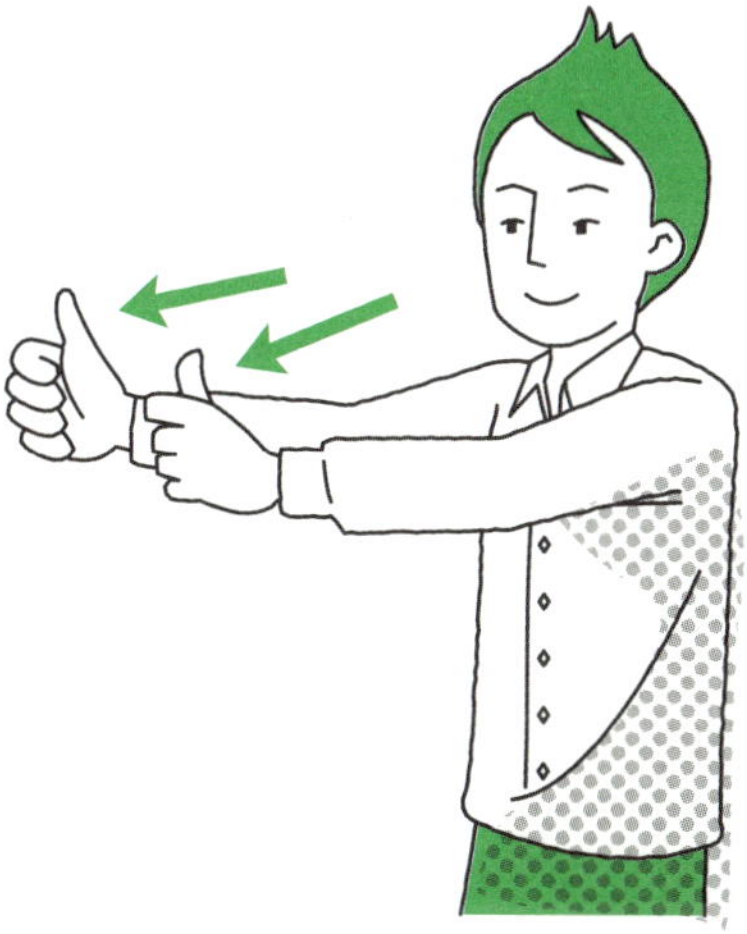

ペアで行う 紙コップトレーニング

▶周辺視野

準備 紙コップを用意します。パートナーと、50センチ離れて座り、パートナーと目を合わせます。

1

パートナーに、紙コップの口が自分のほうを向くように、視野の外側の位置で掲げてもらいます。

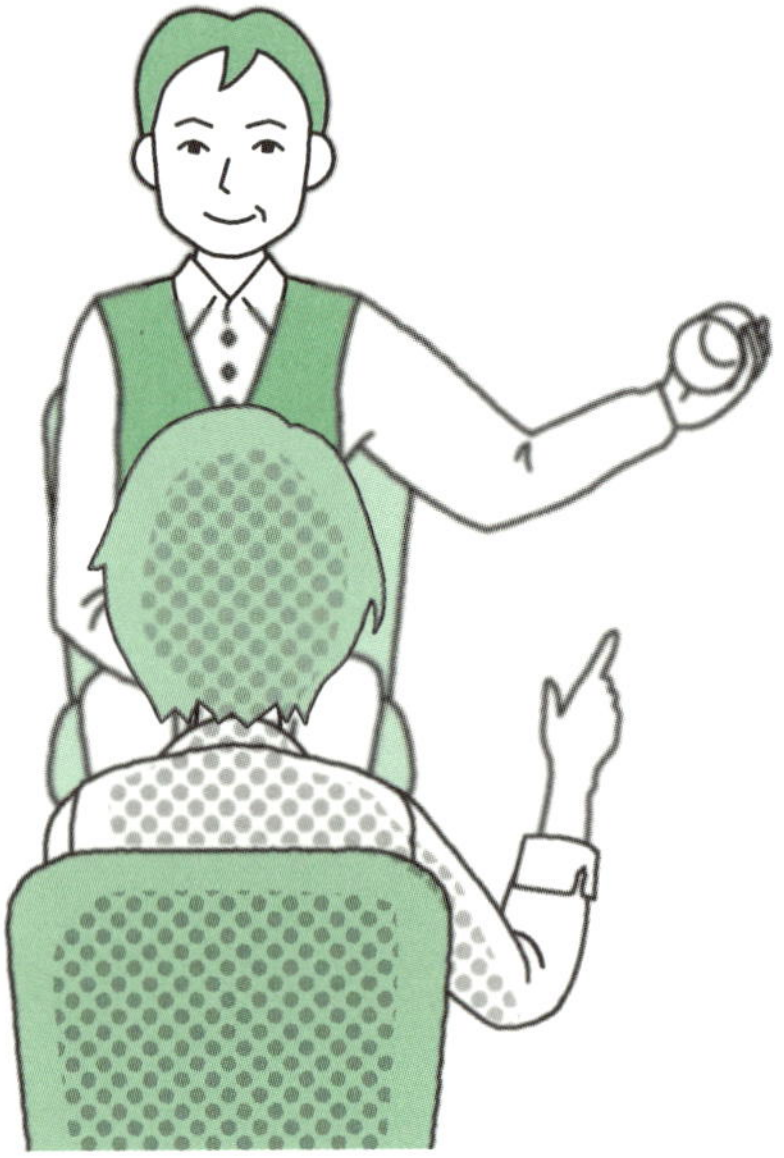

Point!

- パートナーと目を合わせたまま行います。
- うまく行かない場合は、指を自分の視野の中から動かして練習しましょう。
- 小さな紙コップを使ったり、透明なガラスのコップにすると難易度がアップします。

2

パートナーと目を合わせたまま、自分の人さし指を視野の外側の位置からゆっくりと前に出し、紙コップの中に入れてみてください。このとき、指が紙コップのふちに触れずに入れることができたら成功です。

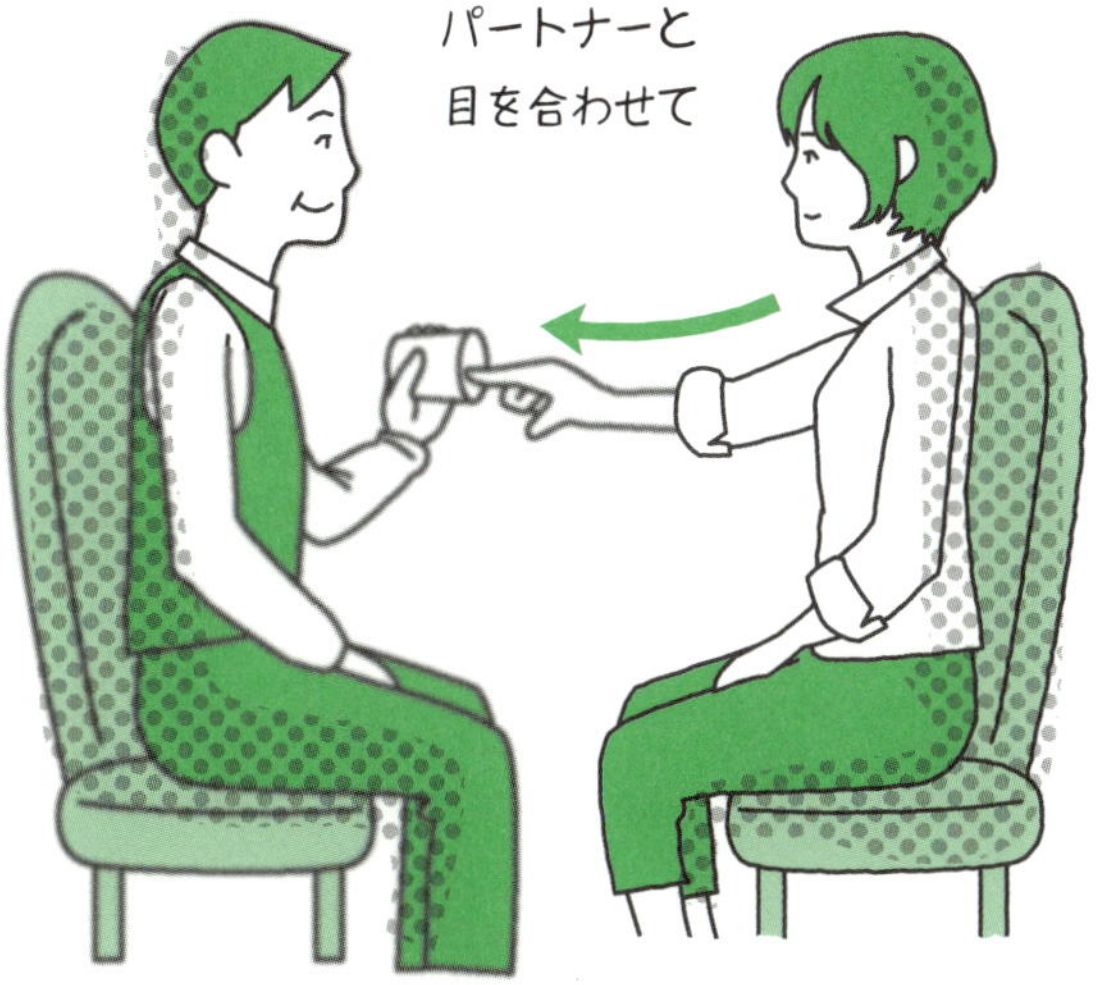

3

紙コップの位置を上下左右に変えて、何度か行います。

ビジョンフィンガー

準備　下のビジョンフィンガーシートを拡大して、目の高さに貼ります。メトロノームを準備します。

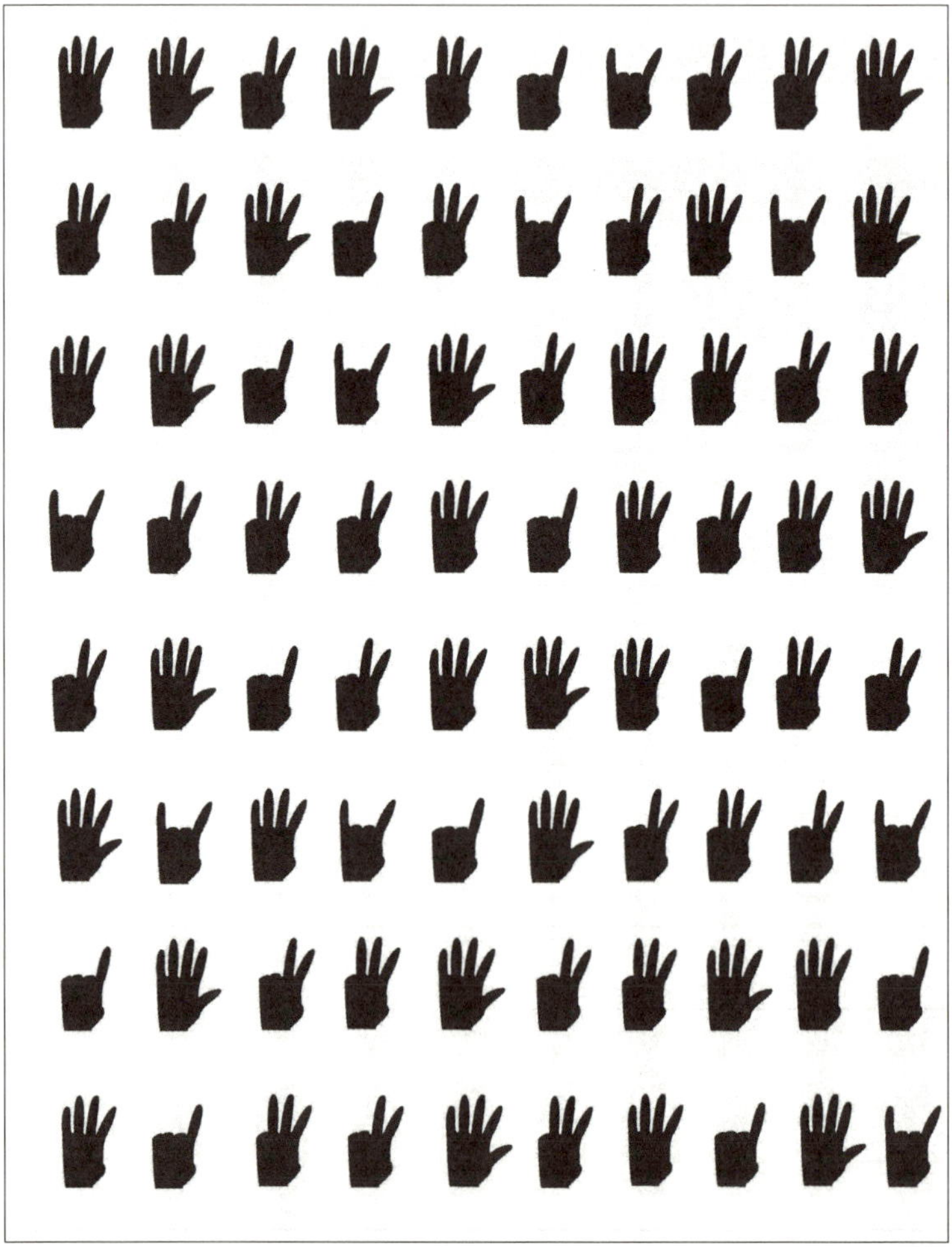

ビジョンフィンガーシート

1

シートに向かってリラックスして立ち、手を軽く握ります。

2

メトロノームの速さを76bpm程度（1秒に1拍よりも少し速い早さ）にして、そのリズムに合わせて、シートに書いてあるのとまったく同じように、指を出していきます。最初は左手だけ、次は右手だけ、最後に両手で一緒に行います。

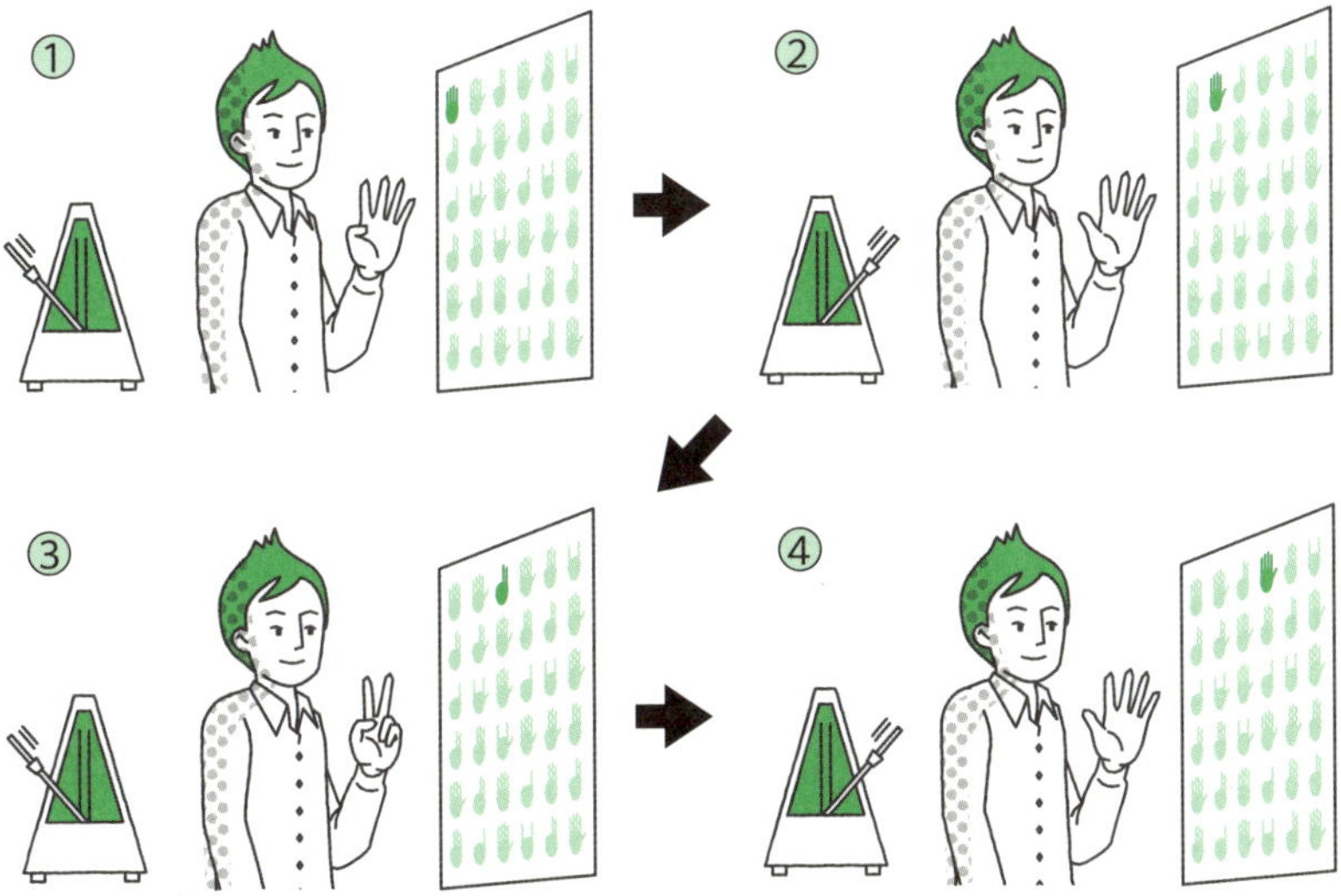

Point!

- 一つも間違えずに全部やり通すのが目標です。
- メトロノームがない場合は、自分でリズムをとったり音楽をかけたりして、テンポよく指を出していきましょう。

指でこんにちは　1人編

準備　10本の指すべてに、名前をつけ、それを覚えます。
右手の指は女の子、左手の指は男の子です。

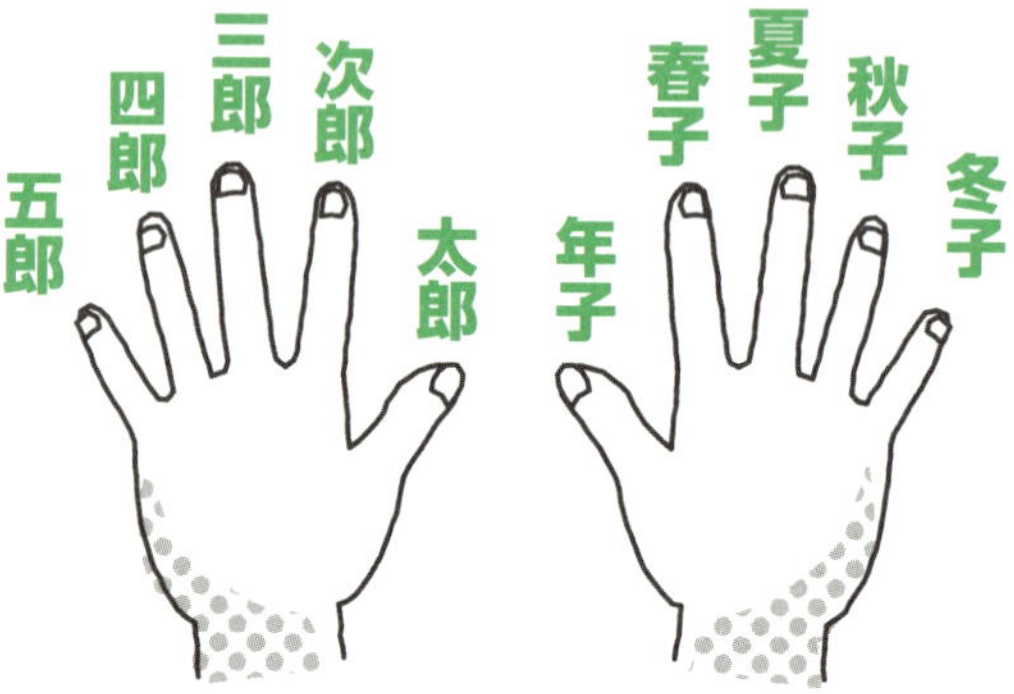

1

自分の指のどれかを曲げて、「○○ちゃん、こんにちは」とあいさつします。

2

○○ちゃんの指を曲げながら、「◎◎さん、こんにちは」と①で曲げた指の名前を言ってあいさつにこたえます。

Point!

- 指を曲げるときに、ほかの指を曲げないように気をつけましょう。
- 名前を覚えにくいものにすると難易度がアップします。

指でこんにちは　2人編

1

パートナーは指のどれかを曲げて、「○○ちゃん、◎◎君こんにちは」とあいさつします。

呼ばれた指（○○ちゃんと◎◎君の指）を曲げながら「こんにちは」とあいさつします。

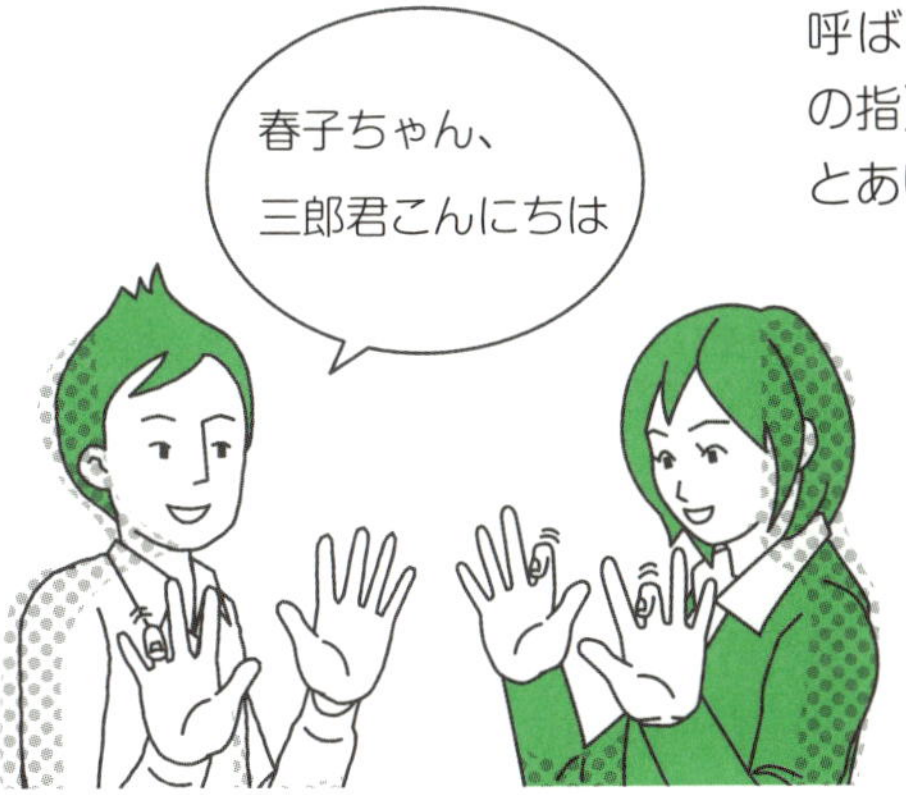
春子ちゃん、
三郎君こんにちは

2

パートナーは指のどれかを曲げて、「○○ちゃん、こんにちは」とあいさつします。呼ばれた指（○○ちゃんの指）を曲げながら、「△△さん、こんにちは」とパートナーの曲げた指の名前を言ってあいさつします。

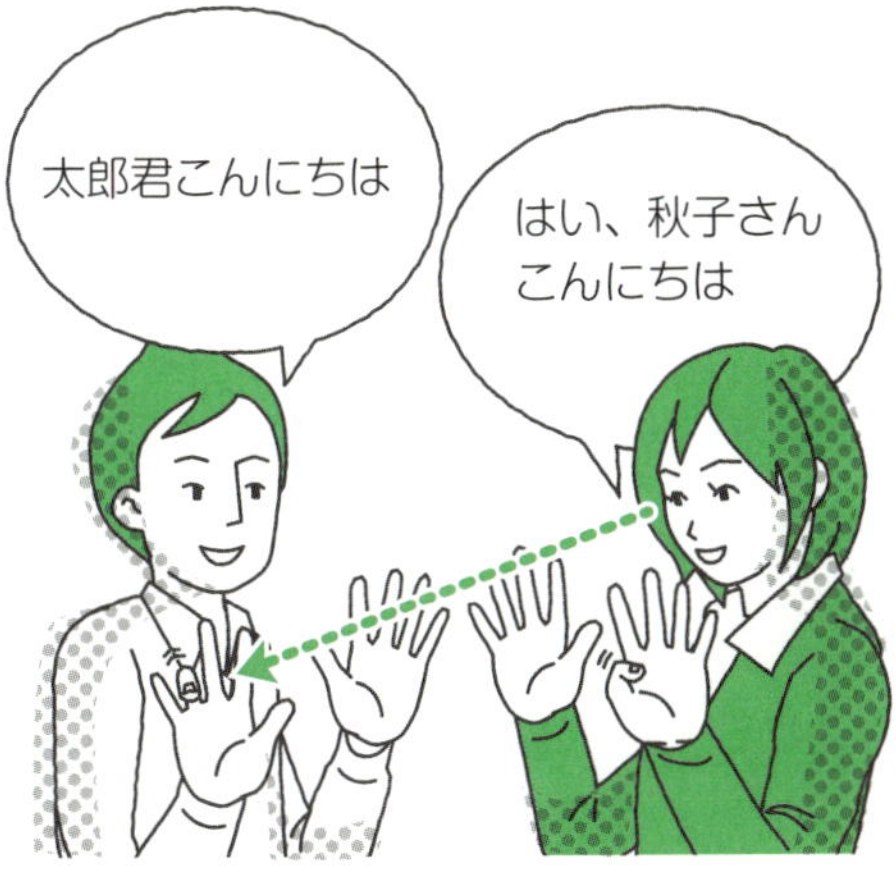
太郎君こんにちは
はい、秋子さん
こんにちは

テーブルの上の道具を覚えよう

準 備 文房具、日用品などを5～8個くらい用意します。

1

あなたが後ろを向いている間に、パートナーが時計や文房具、日用品などを5～8個くらい、テーブルの上に並べます。

2

並べ終わったら、テーブルの上に並べられたものを10秒間眺めて記憶します。

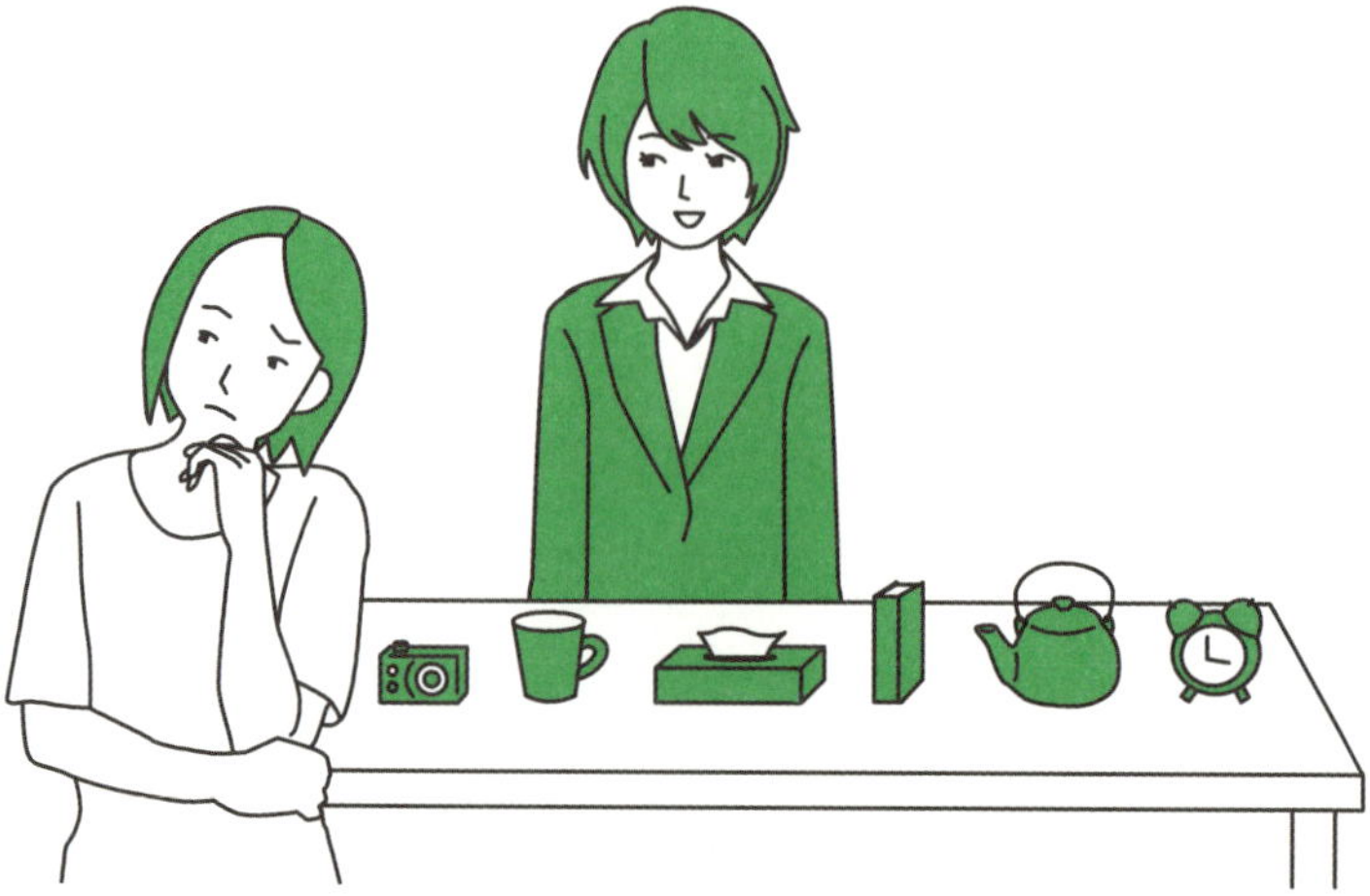

3

再び後ろを向き、パートナーにまた並べ替えてもらいます。

4

並べ替えたものを見て、どこが変わったかを答えます。

一人で行う場合は

雑誌などを10秒間見て、目をつぶって、覚えているものを紙に書き出してみましょう。

絵や記号を描いたカードを並べ、記憶してもよいでしょう。

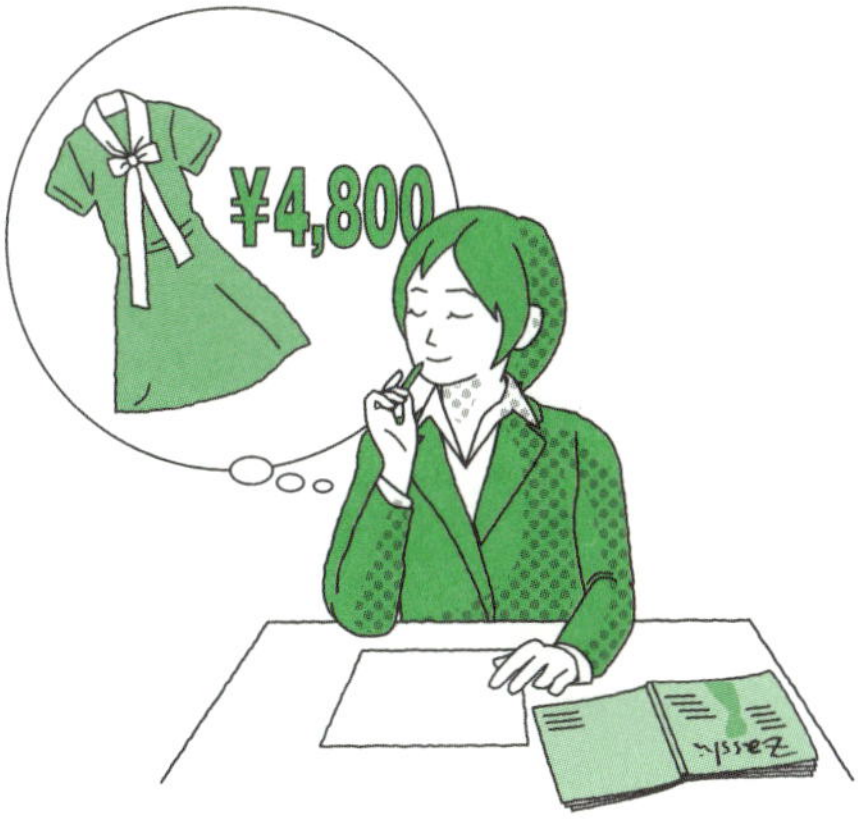

Point!

- 並べ替えを行わずに、パートナーに「右から2番目のものはなに？」などと質問してもらって答えるのもよいでしょう。
- 5個くらいから始めて、慣れてきたら数を増やします。数が増えるほど難易度がアップします。

バランスビーム

▶バランス力
▶固有受容

準備　畳のへり、フローリング材の継ぎ目など、床にある直線を使って行います。

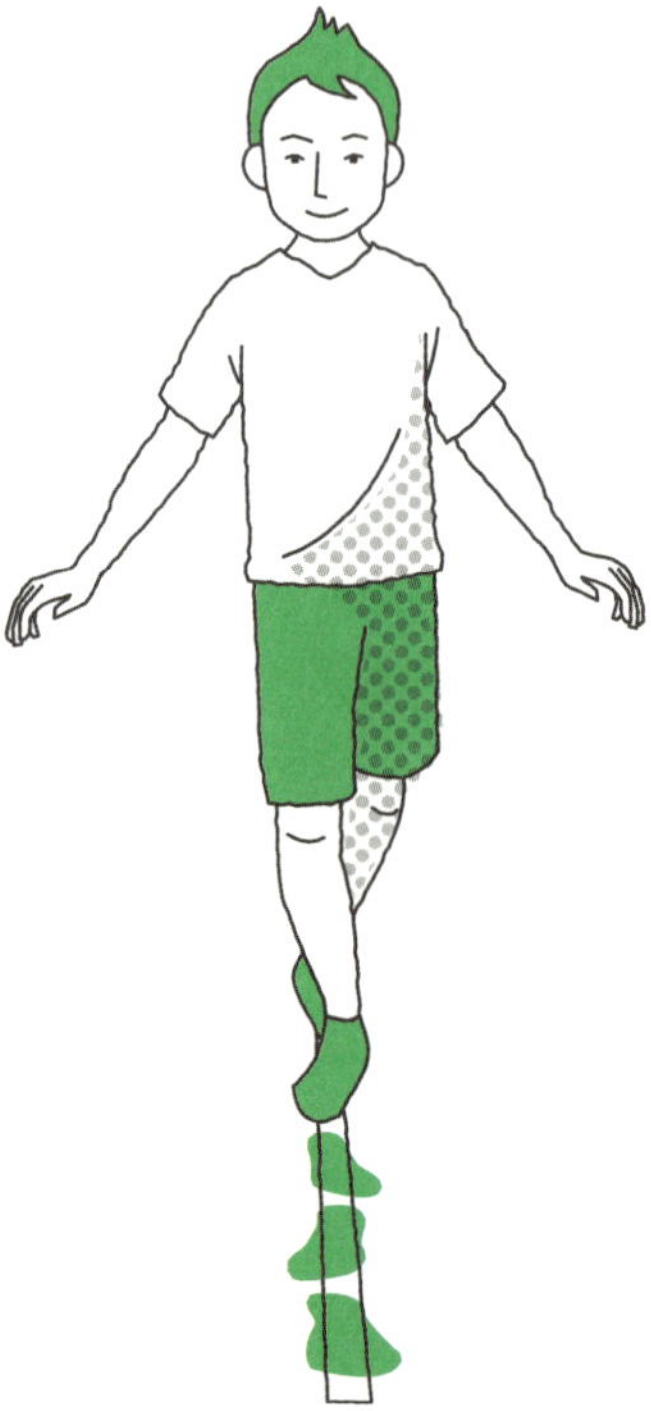

1

正面の壁の目の高さに目印をつけます。壁にかけてある何かを目印にしても OK です。

2

ラインの上に右足を乗せ、右足のかかとに左足のつま先をつけるようにしてまっすぐに立ちます。壁の目印を見つめながら、5 秒静止します。

3

壁の目印を見ながら、足を交互に出しながら、常に前の足のかかとに、後ろの足のつま先がつくようにして、ラインの上を歩きます。

4

壁まで歩いたら、目印を見つめたまま、後ろ向きにゆっくりと歩きます。

Point!

- 背筋を伸ばし、平均台の上を歩くイメージで歩きましょう。
- 転ばないように注意しましょう。

クロスウォーキング

▶バランス力
▶固有受容

準備 畳のへり、フローリング材の継ぎ目など、床にある直線を使って行います。

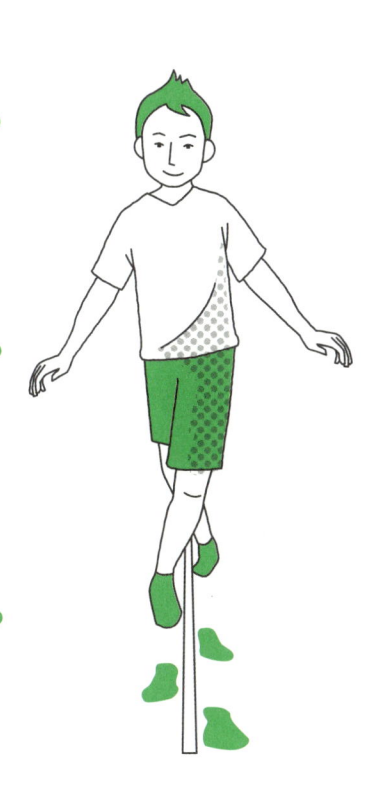

1 床の直線を両足でまたいで立ちます。

2 左足を直線の右側へ、右足を直線の左側へと、足をクロスしながら一歩一歩ゆっくり前に歩きます。

3 壁まで歩いたら、正面を向いたまま、今度は後ろ向きに歩きます。

Point!

- 転ばないように注意しましょう。
- なるべく足元を見ないで、よい姿勢で歩くようにします。

閉眼片足立ち　基礎編

▶バランス力
▶固有受容

バランスを崩しやすいので、転ばないように注意しましょう。
もしバランスを崩してもすぐにつかまれるように、支えになるものの近くで慎重に行いましょう。

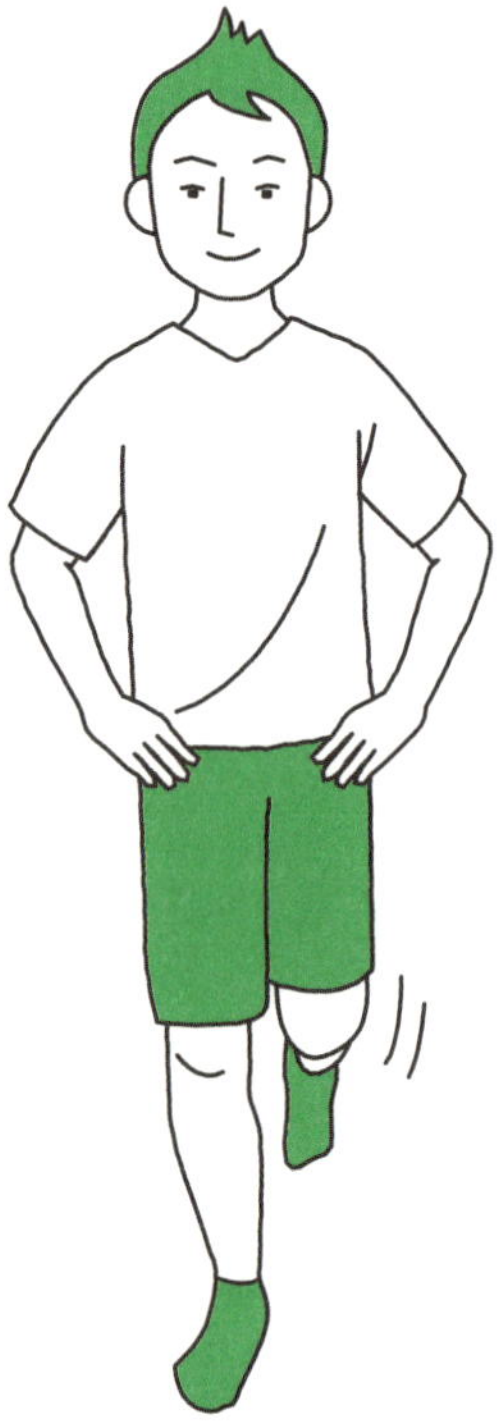

1

目を開けて片足で立ちます。

2

うまくバランスがとれたら、片足立ちのまま、目を閉じます。
30 秒以上立っていられれば成功です。

Point!

●片足立ちはどちらの足で行ってもOKです。

閉眼片足立ち　上級編

▶バランス力
▶固有受容

バランスを崩しやすいので、転ばないように注意しましょう。もしバランスを崩してもすぐにつかまれるように、支えになるものの近くで慎重に行いましょう。

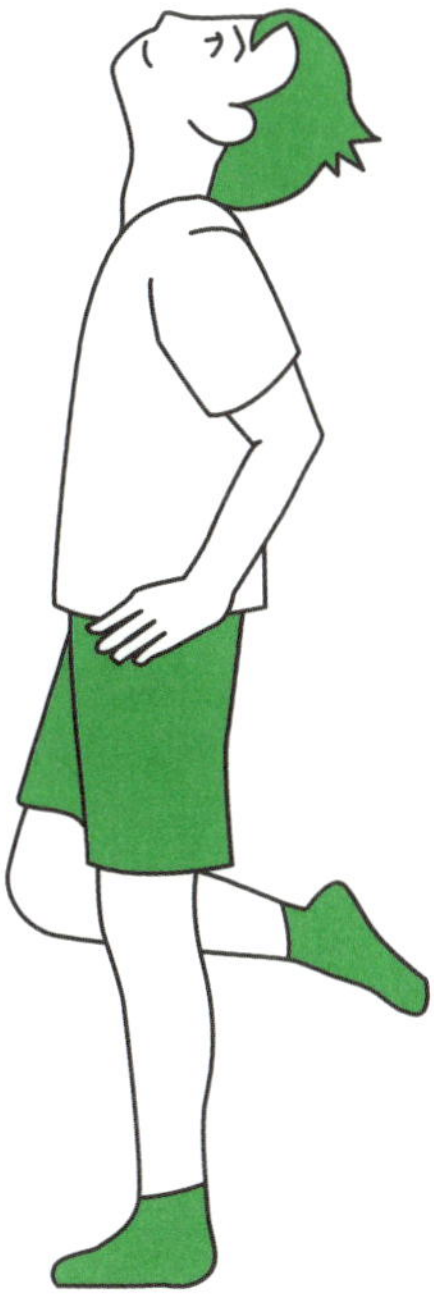

1

目を開けて片足で立ちます。顔を上に向けます。

2

うまくバランスがとれたら、そのまま、目を閉じます。
転ばないように気をつけて、少しずつ練習してみてください。徐々に長い間できるようになります。

COMMENT

これはアスリートが三半規管の働きを高めるために行うトレーニングなので、かなり上級者向けです。
顔を上に向けることで、三半規管の向きが変わり、バランスをとるのが難しくなります。

カニ歩き

▶固有受容

視覚からくるからだの感覚が養われます。ケガをしないように注意しましょう

1

床にお尻をつけて座ります。

2

手のひらと足でからだを支えながら腰を持ち上げ、前に 5 メートル進みます。

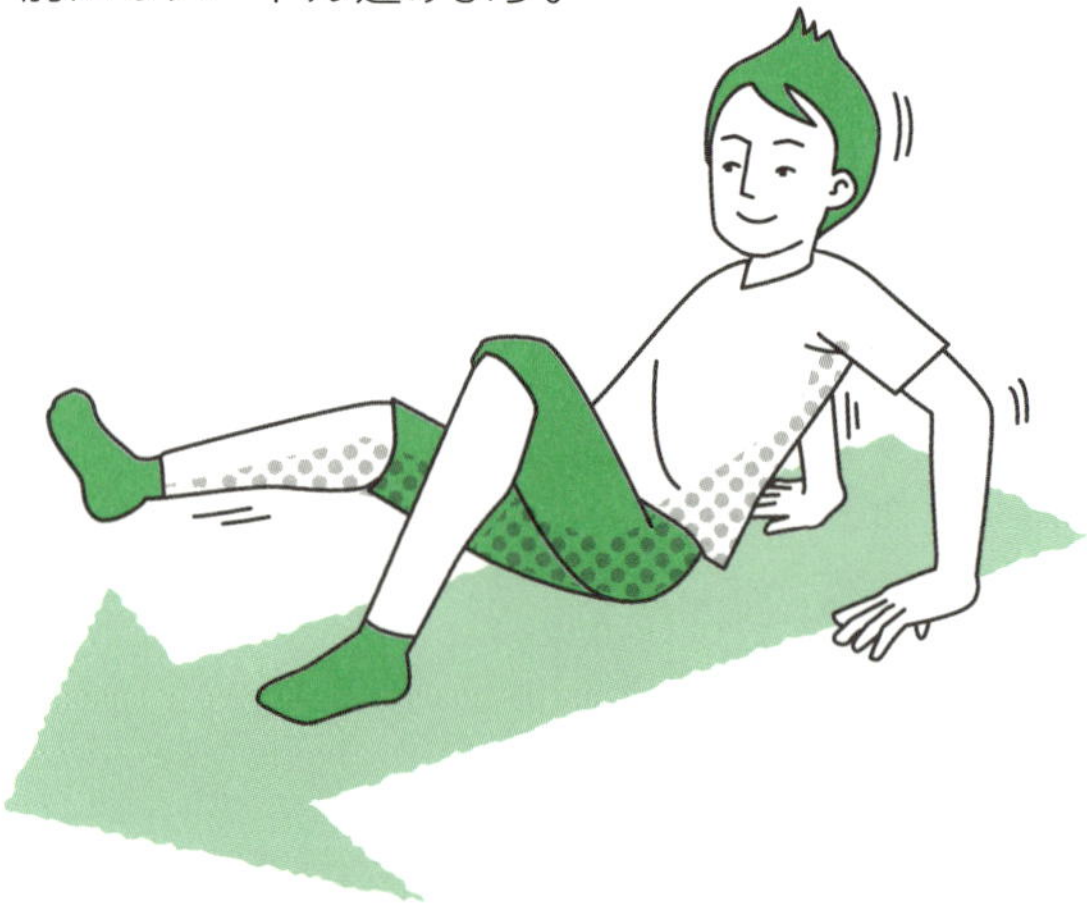

3

前に 5 メートル進んだら、今度は後ろ向きに 5 メートル進みましょう。

情報処理能力を高めよう

目から入った情報を、脳でキャッチして操作し、上手にアウトプットする力を高めるトレーニングです。

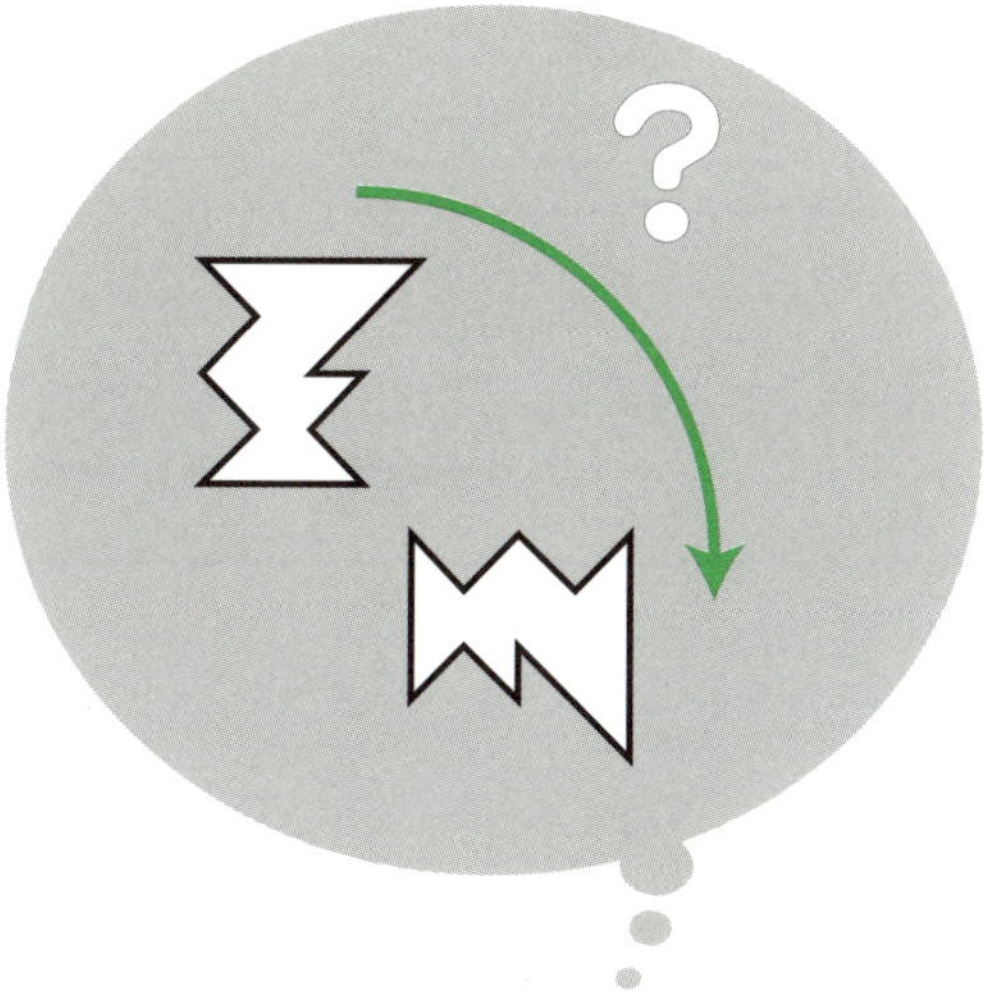

絵を覚えよう①

目標時間
1分

紙と筆記用具を用意します。

下の絵を10秒見て記憶します。本を閉じ、紙に記憶した通りの絵を描いてみましょう。

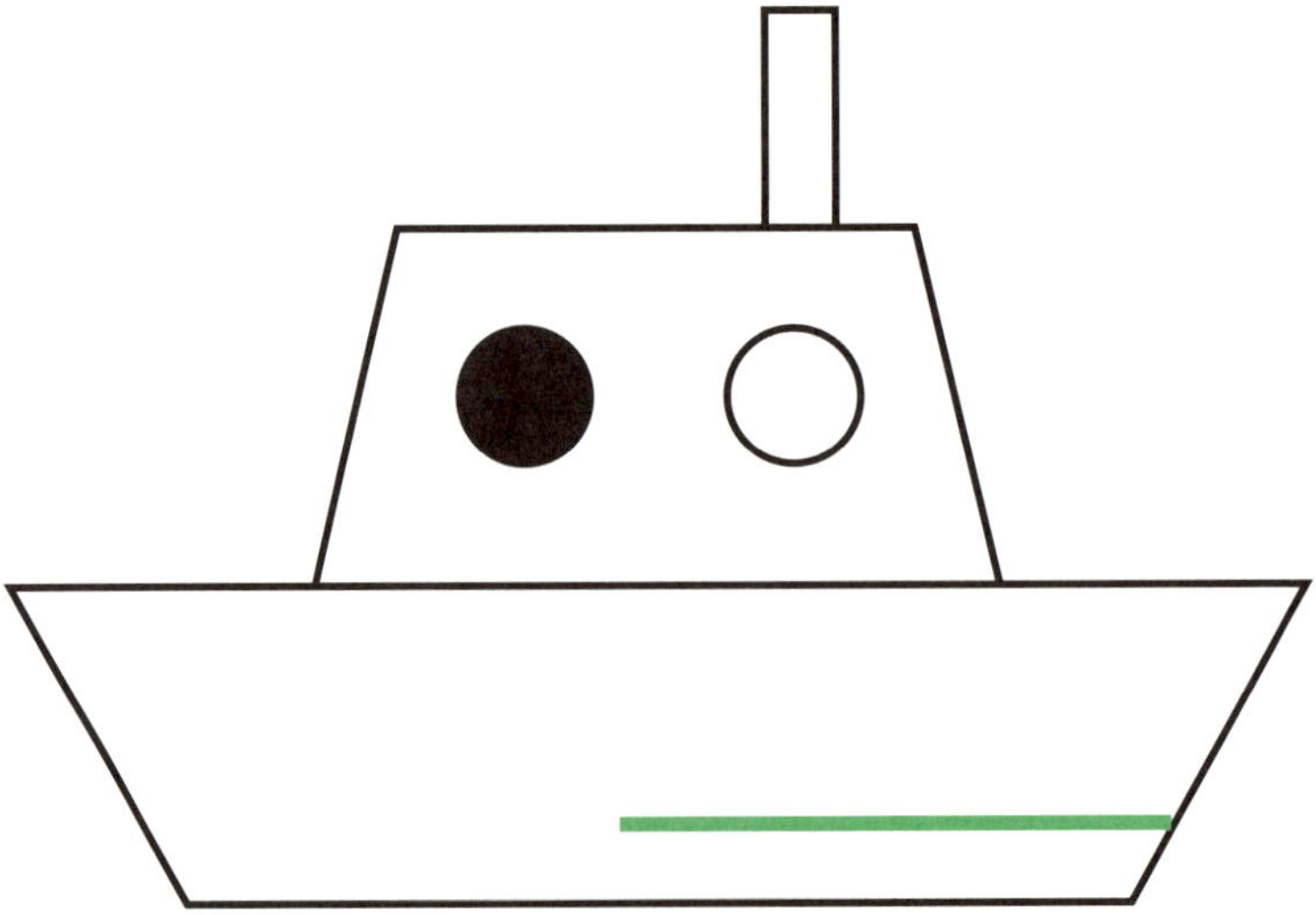

絵を覚えよう②

目標時間
1分

紙と筆記用具を用意します。

下の絵を10秒見て記憶します。本を閉じ、紙に記憶した通りの絵を描いてみましょう。

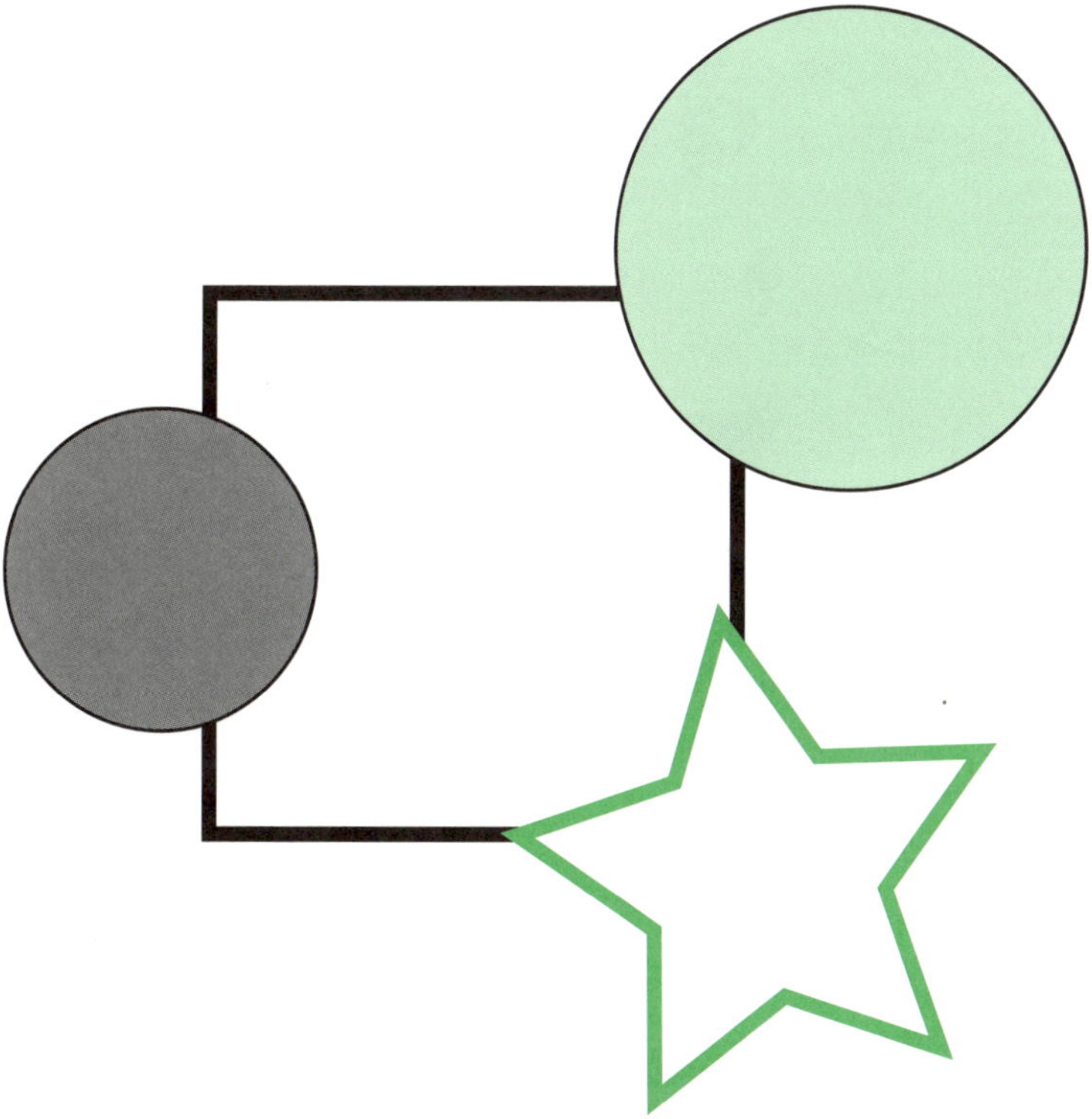

絵を覚えよう③

目標時間
1分

紙と筆記用具を用意します。

下の絵を10秒見て記憶します。本を閉じ、紙に記憶した通りの絵を描いてみましょう。

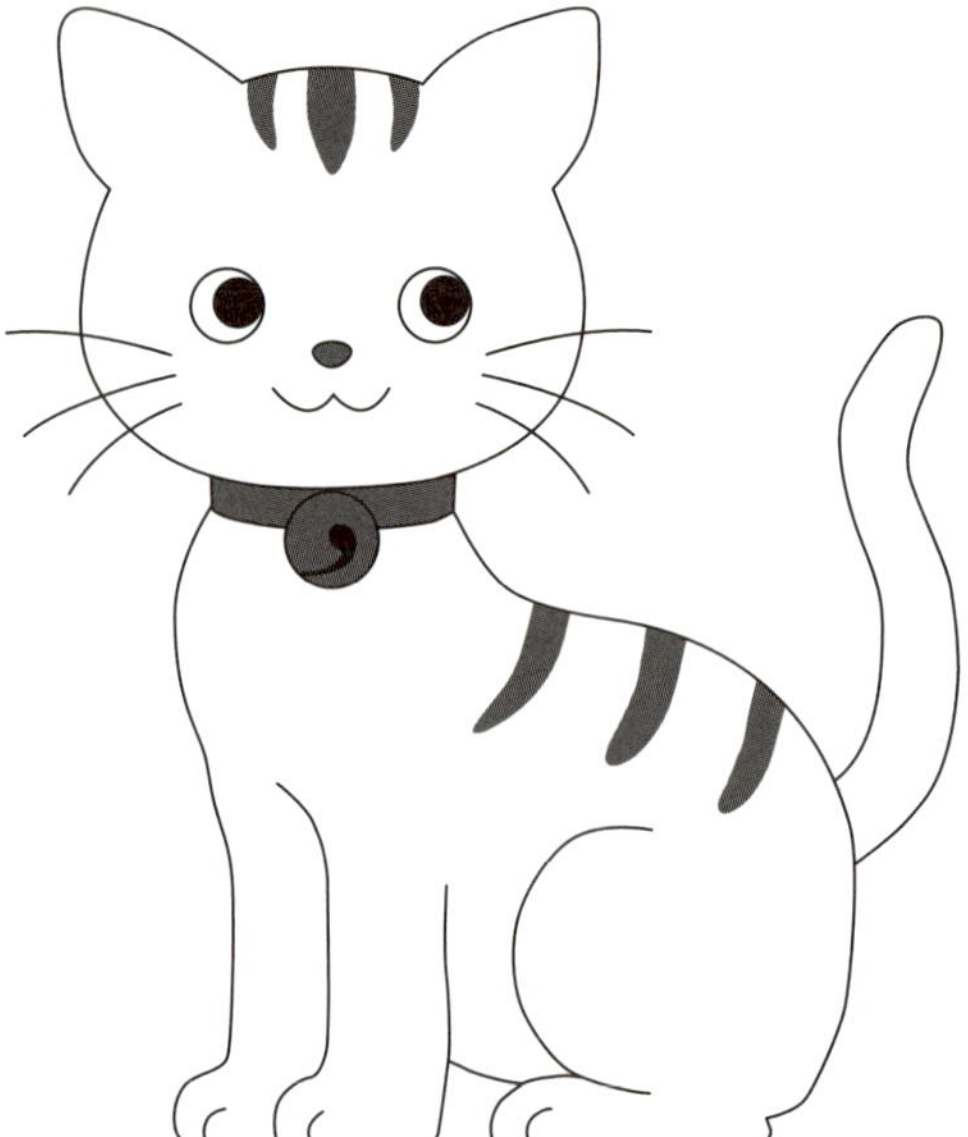

絵を覚えよう④

目標時間
1分

紙と筆記用具を用意します。

下の絵を10秒見て記憶します。本を閉じ、紙に記憶した通りの絵を描いてみましょう。

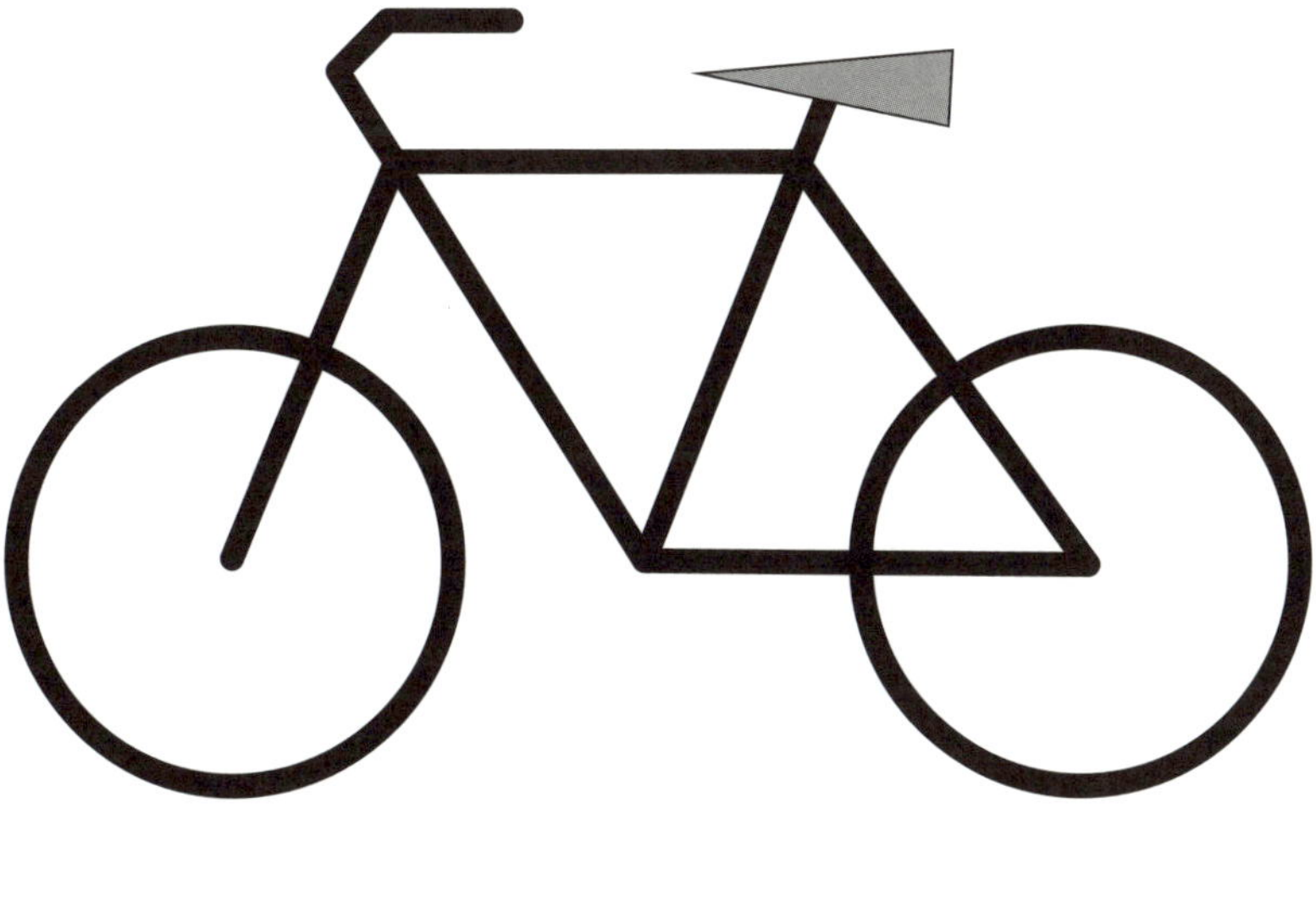

数字記憶トレーニング

パートナーに五つの数字を読み上げてもらいます。
それを記憶して、逆から答えます。

1

例えば
86523
と言われたら、
32568
と答えます。

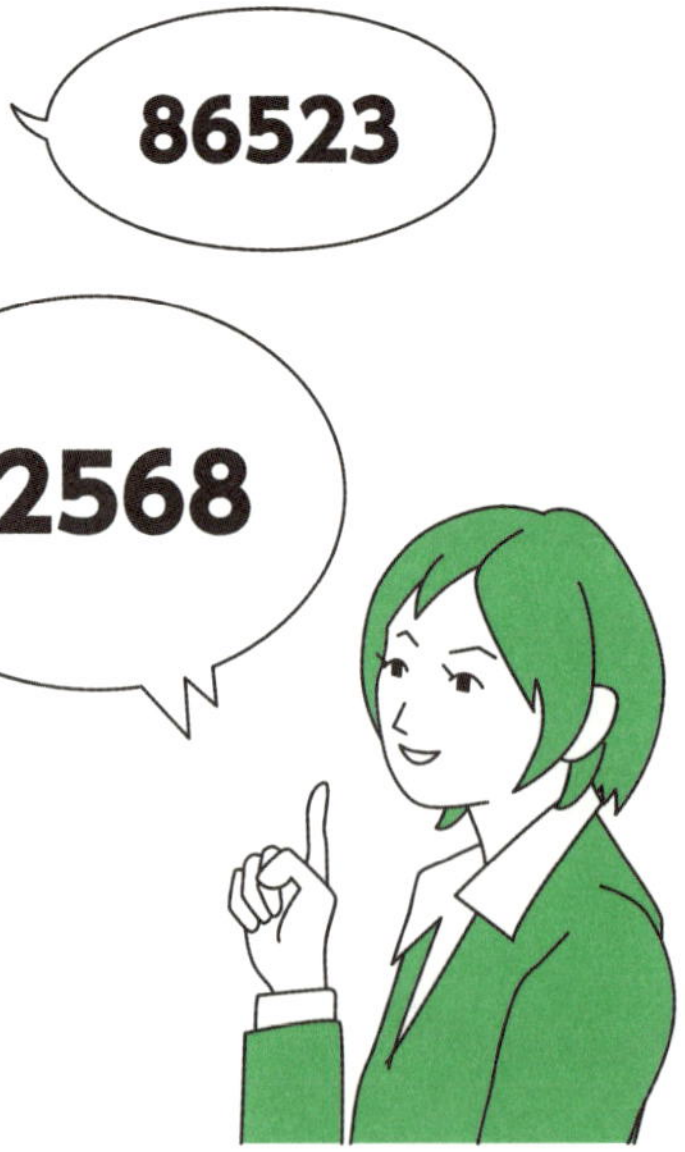

Point!

- 慣れてきたら、覚える数字の数を増やします。

減らさない神経衰弱

パートナーとトランプで神経衰弱を行います。

当たっても、カードはそのまま伏せ、数を減らさないようにします。

当たったものは記録しておき、一度当てたものをまためくってしまった場合はお手付きとします。

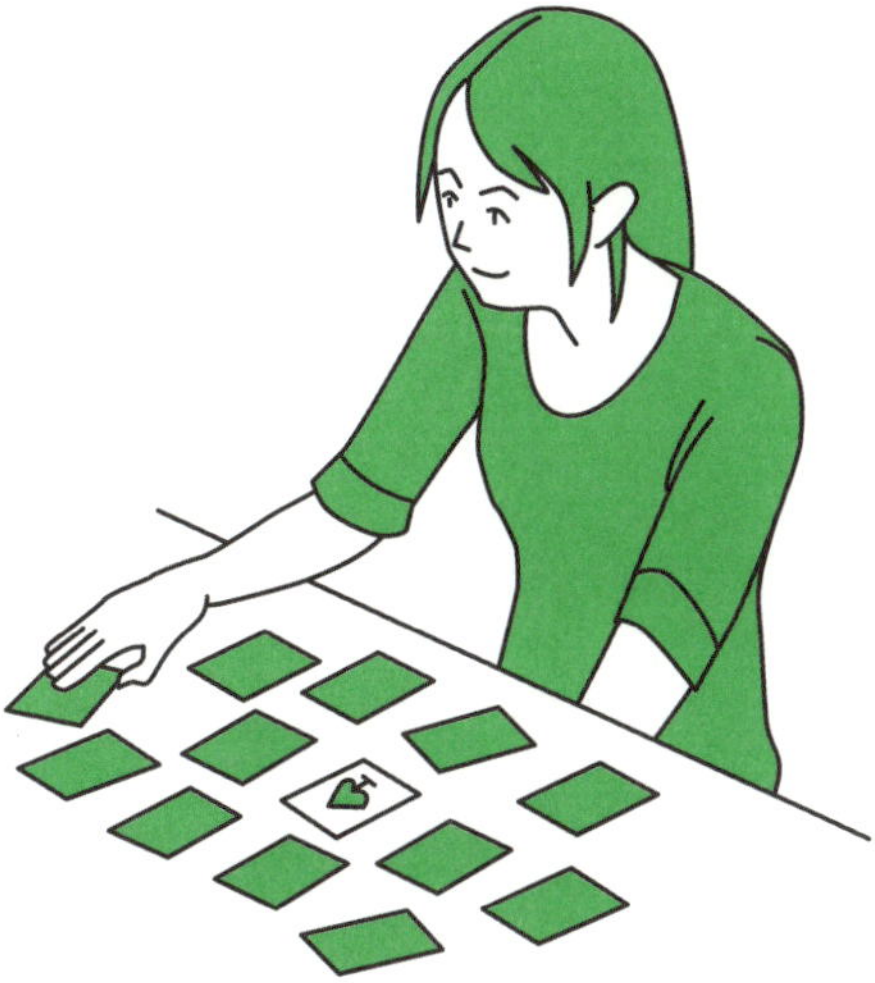

Point!

- 数が減らないので、後半になっても探しやすくなりません。
  また、一度当てたものも覚えておかなくてはならないので、とても神経を使います。

イメージ操作①

一番上にある図形を、「時計回りに90°」「反時計回りに90°」回転させると、どのような図形になるか書いてみましょう。

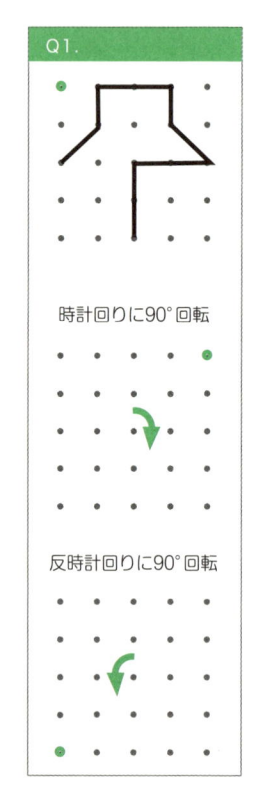

Q1.

時計回りに90°回転

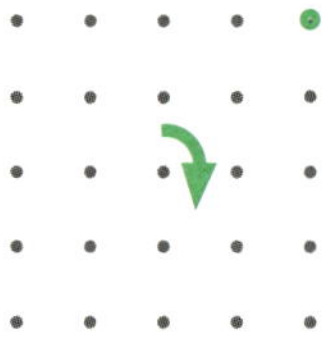

反時計回りに90°回転

Q2.

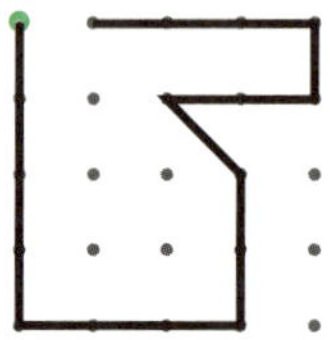

時計回りに90°回転

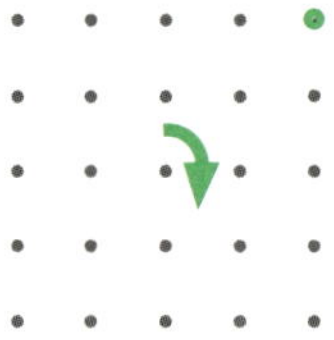

反時計回りに90°回転

Q3.

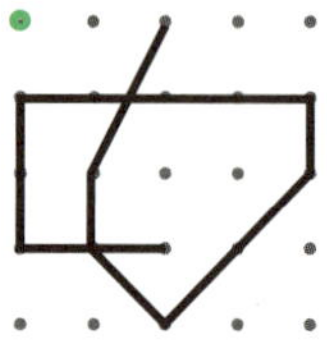

時計回りに90°回転

反時計回りに90°回転

Point!

- 一番上の図形をなぞらずに、目で見て記憶して書くようにしましょう。

イメージ操作②

一番上にある図形を、「水平に反転」「垂直に反転」させると、どのような図形になるか書いてみましょう。

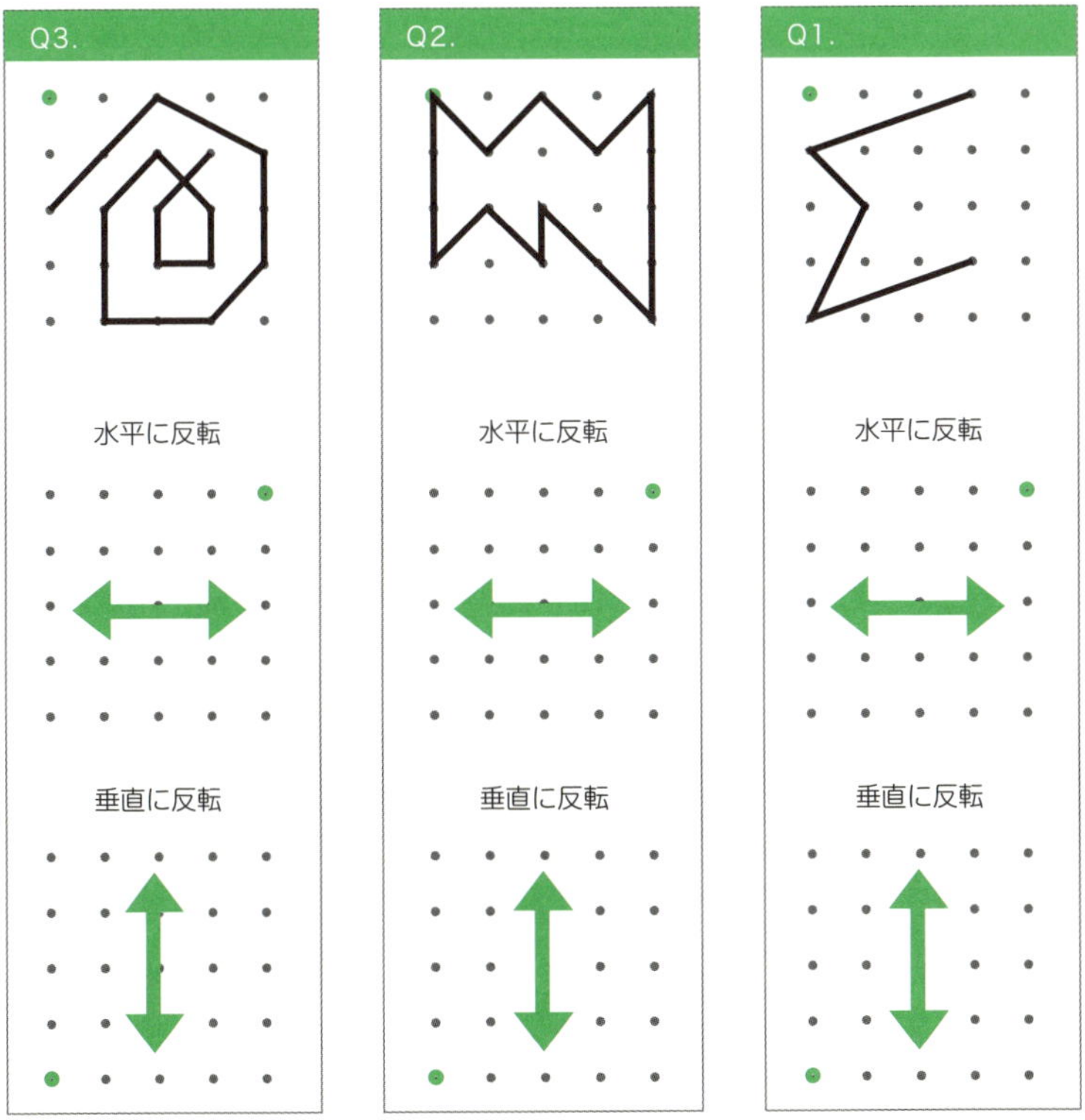

Point!

- 一番上の図形をなぞらずに、目で見て記憶して書くようにしましょう。

よく聴いて

▶イメージカアップ

1

パートナーは、「テーブルまで行って、新聞を広げ、3面の左下の広告の会社名を読み上げ、食器棚からコップを二つ持ってきてください」などの指示を出します。

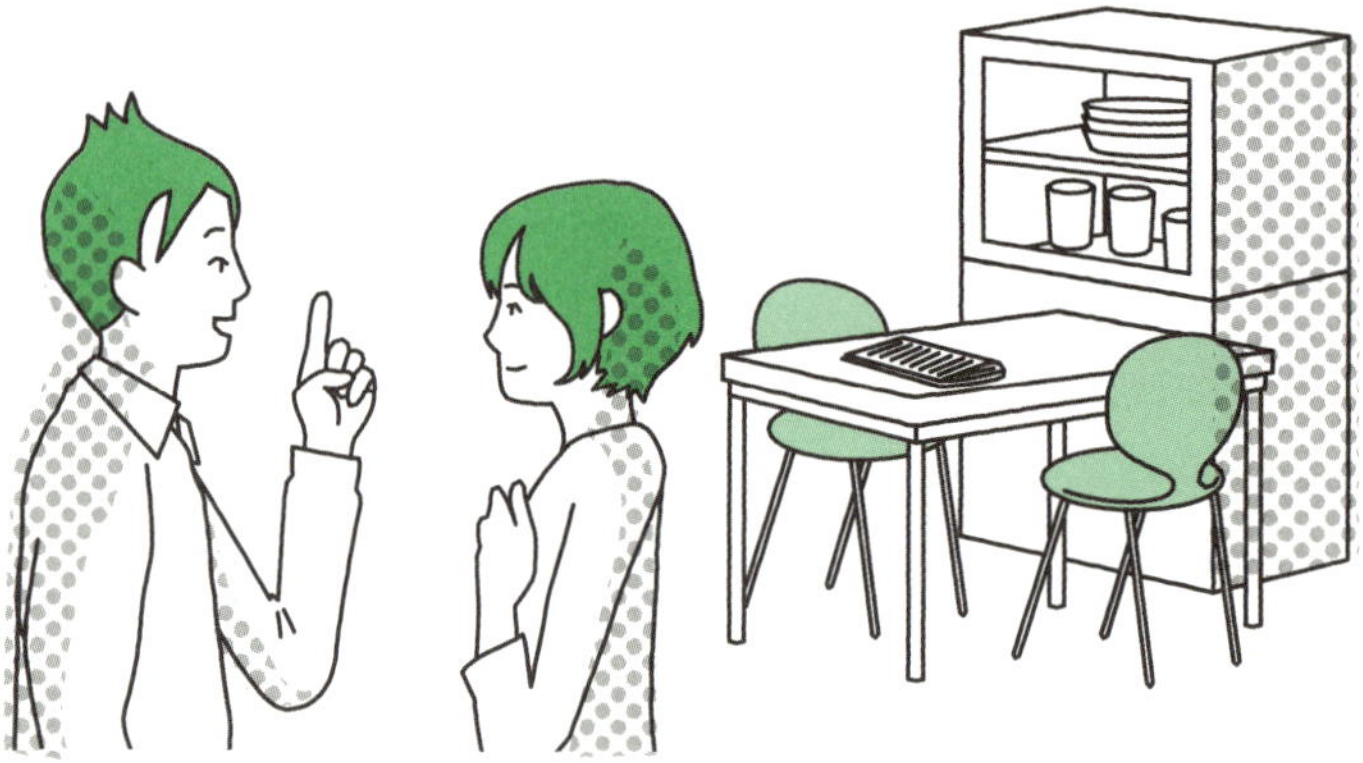

2

パートナーにいわれたことを、順番どおりに、正確に行います。わからなくなったら、もう一度同じように言ってもらいます。

Point!

- 相手の言葉に集中し、順序よく記憶しましょう。
- うまくできない場合は、指示を減らします。指示の内容を増やすと、難易度がアップします。

言葉だけで○×ゲーム

▶イメージ力アップ

パートナーと、紙に書かずに○×ゲームを行います。
「右上に○」「中央に×」など、言葉で伝え、イメージを共有して行います。

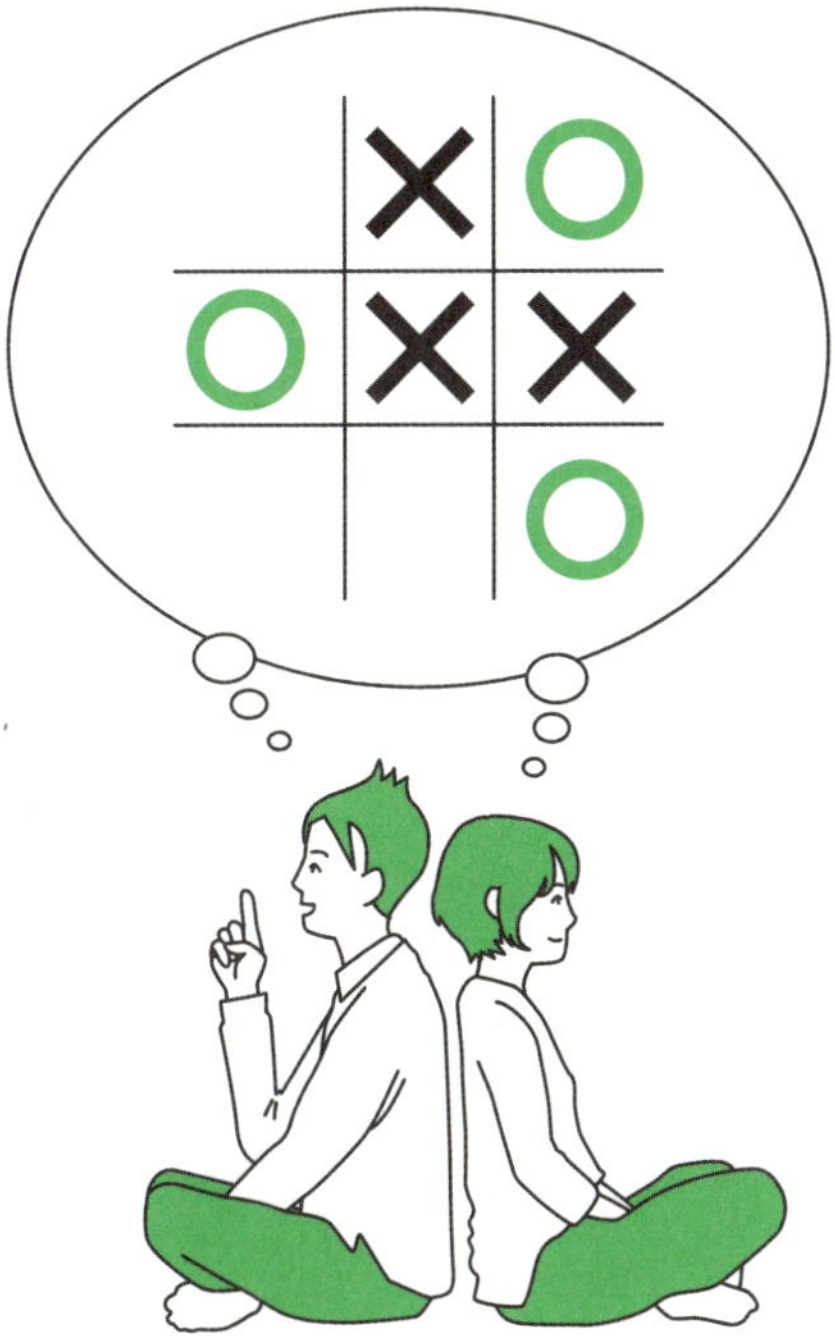

Point!

- 言葉で聞いたことを、頭の中でイメージできるでしょうか。
- 記憶力、集中力が必要です。

イメージ交換

準備　机に向かい合わせに座り、互いの手元が見えないように衝立を置きます。

1

図形を三つ程度、手元の紙に描きます。パートナーに、図形の形や配置を、相手の視点に立って言葉で説明します。

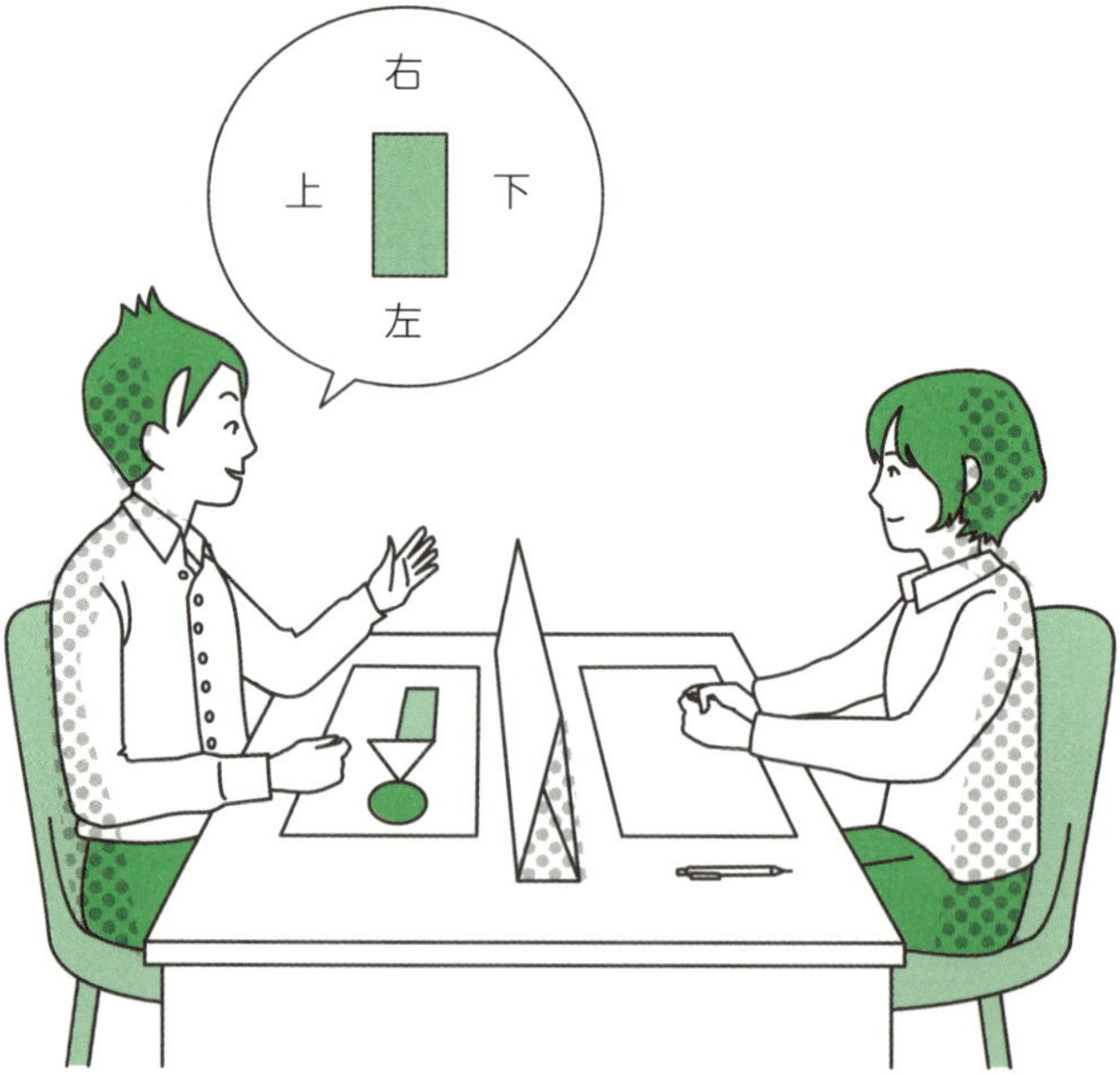

2

パートナーは、説明された図形を思い描き、手元の紙にそれを描きます。わからない場合は「わかりません」としか言えません。その他の質問はしてはいけません。

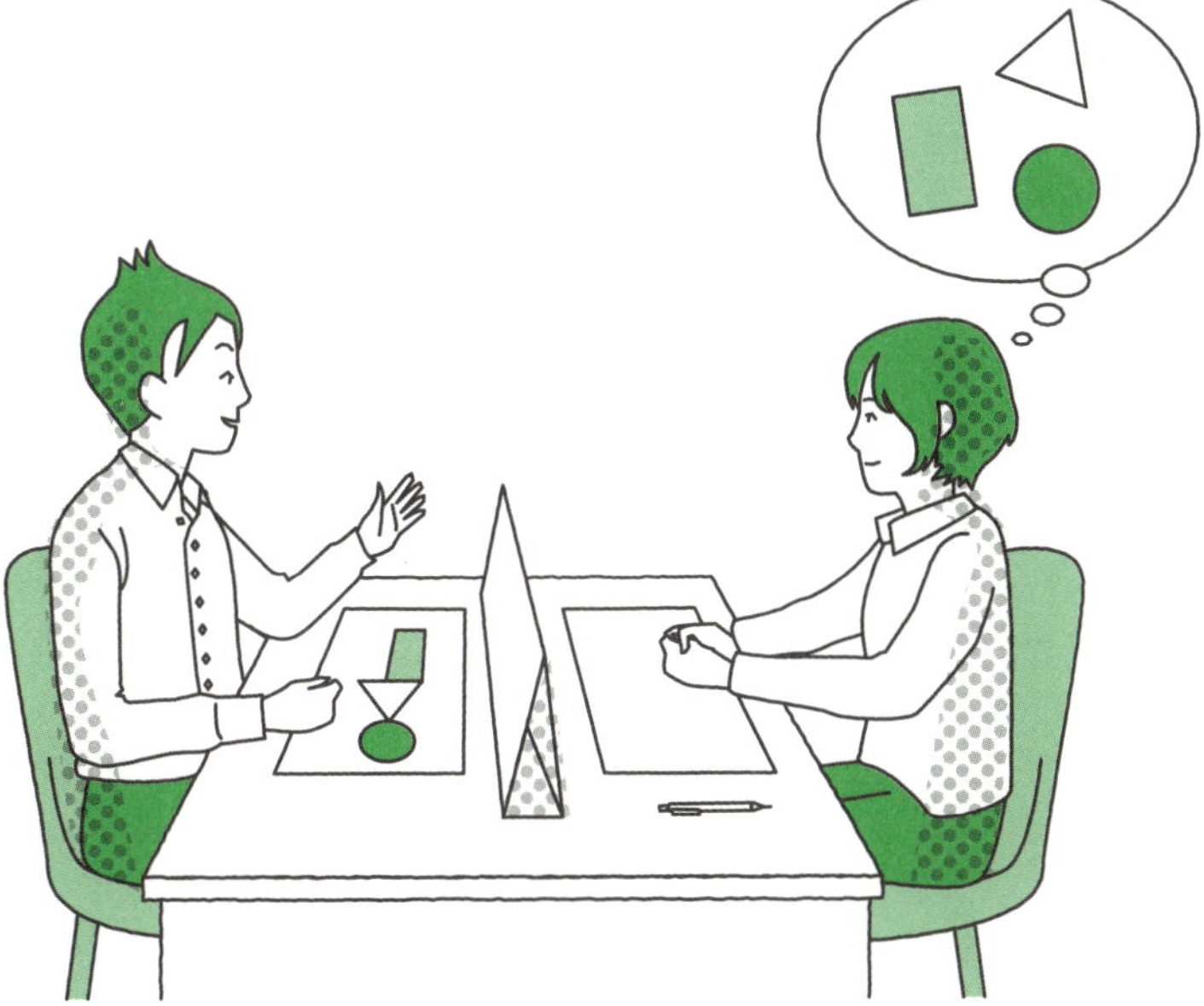

Point!

- 相手の視点をイメージするトレーニングです。パートナーの視点では図形が上下左右が逆になることを考えて、うまく説明しましょう。
- 交代で行ってみましょう。

p.124

SUN	SUN	SUN	SUN	SUN	SUN	SON	SUN
CAP	CAT	CAP	CAP	CAP	CAP	CAP	CAP
MEET	MEET	MEET	MEET	MEET	MEAT	MEET	MEET
PLAY	PLAY	PRAY	PLAY	PLAY	PLAY	PLAY	PLAY
SLOW	SLOW	SLOW	SLOW	SNOW	SLOW	SLOW	SLOW
WOOD	WOOD	WOOD	FOOD	WOOD	WOOD	WOOD	WOOD
DROP	DROP	CROP	DROP	DROP	DROP	DROP	DROP
STEP	STEP	STEP	STEP	STOP	STEP	STEP	STEP
FLOW	FLOW	FLOW	FLOW	FLOW	FLOW	FLOW	FLAW
MOON	MOON	MOON	NOON	MOON	MOON	MOON	MOON
STEEL	STEEL	STEEL	STEEL	STEEL	STEAL	STEEL	STEEL
HONEY	MONEY	HONEY	HONEY	HONEY	HONEY	HONEY	HONEY
FLESH	FLESH	FLESH	FLESH	FLESH	FLESH	FLASH	FLESH
HOUSE	HOUSE	HOUSE	HORSE	HOUSE	HOUSE	HOUSE	HOUSE
BUTTER	BUTTER	BUTTER	BUTTER	BUTTER	BITTER	BUTTER	BUTTER

p.125

3838	3838	3838	8383	3838	3838	3838	3838
9638	9683	9638	9638	9638	9638	9638	9638
8063	8063	8063	8063	8063	8036	8063	8063
6396	6396	6369	6396	6396	6396	6396	6396
3096	3096	3096	3096	3066	3096	3096	3096
8030	8030	8030	8030	8030	8030	8080	8030
6938	6938	6938	6988	6938	6938	6938	6938
8968	8968	8968	8968	8963	8968	8968	8968
6896	6896	6896	6896	6896	6869	6896	6896
8306	8306	8806	8306	8306	8306	8306	8306
6968	6968	6968	6968	6968	6968	6698	6968
3983	3983	3983	3983	3683	3983	3983	3983
9833	9833	9833	9833	9833	9833	9838	9833
6383	6338	6383	6383	6383	6383	6383	6383
3669	3669	3669	3699	3669	3669	3669	3669

p.126

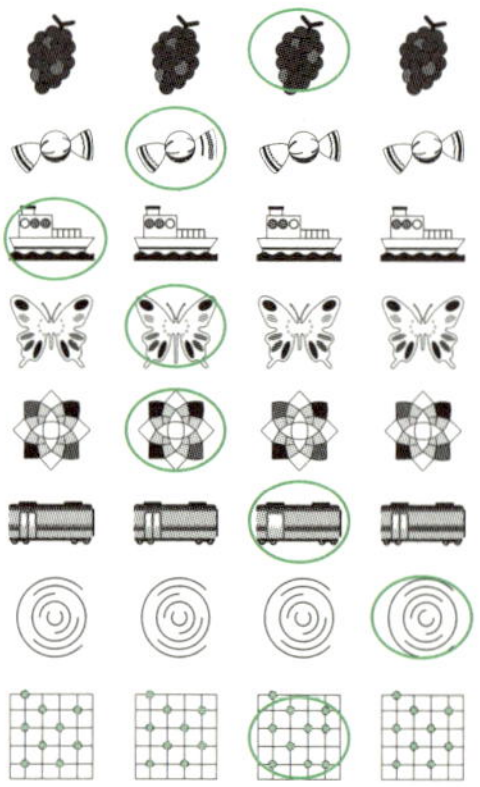

p.120

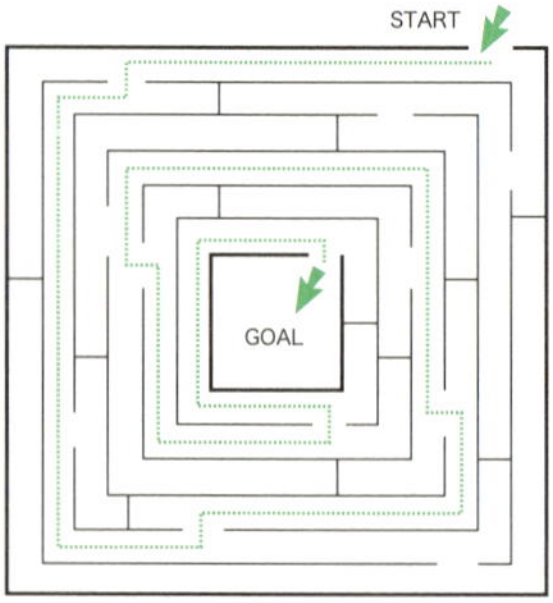

p.121

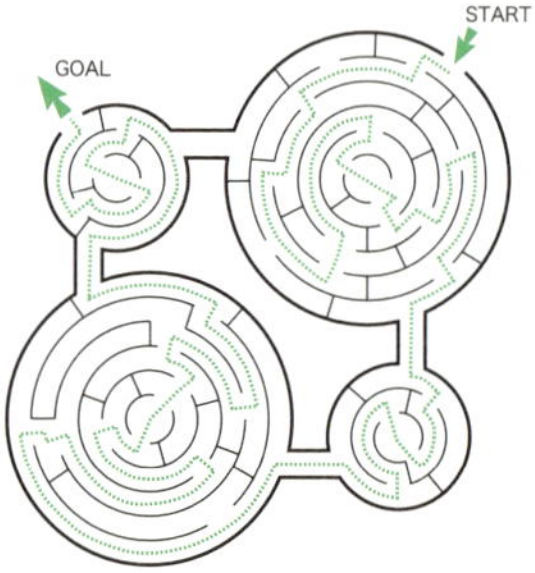

p.122

875 ◀ いくつあるか探してください

8438940136985717375687265891287
6786210359654875202145635874565
3568794203584563105284246587521
5698741063058930418654785697124
0285674102387545689567789620345
8940136359857017535687596581678

答え 4 個

MSK ◀ いくつあるか探してください

MNKMMKMSKSSKNDKMSSKSKMOKLSKMUK
KMMNKMKUKOSKASKKUKDMKNSKMSYWKS
CVKNYYSSKNDKWSKFSKMOKLSKMUMSKK
MNHNKKSKNKPOHKMSKSSKMOKLSKUKM
KMSKOWMMWYSKNDKMSSKSKMOKLSKMU
KUJKMMSKNDSMSKMSSKSKMOKLSKMUK

答え 6 個

p.123

みえかた ◀ いくつあるか探してください

にえかたみえかにみえにたみえかたういたうたかたこのかたみええ
みえかたみてかたえききかたきこえかたあのかたつかれためないし
もちかたしよいめすこやかみつけかたもちかたみんかたたまにめを
しようつきかためみみはなくちにえかたみえかにみえにたみえかた
みえかたみてかたえききかたきこえかたよいめすこやかみたしまえ
もちかすこやかえみえかたみつけかたもちかたみんかたたまにめを

答え 5 個

○◎▽ ◀ いくつあるか探してください

○◎▽□○☆△×○◎○◎☆▽□○□☆△×○☆▽□○☆
☆△×○◎▽□○☆△×☆▽△◎□☆○×○◎☆□○☆△
×□☆△×□○☆△×◎▽○□☆○☆△×○◎▽○◎×□
◎▽□×○◎▽☆△×☆△×◎▽□○☆△×○□○▽□◎
☆△×□○△×◎▽□○☆△◎□▽☆◎▽☆□△×○△◎
○☆△×◎☆△×○◎▽□○☆△×○◎▽□○☆△☆△×

答え 6 個

p.130

◎	○	♥	◇	▼	△	▼	♣	■	◆	◎
♥	♠	◎	▽	♣	♠	♧	◇	▼	□	★
▲	△	★	♣	☆	●	◇	■	♥	▽	■
▽	□	●	○	♤	☆	■	▲	○	♤	▲
★	◎	☆	◆	◎	▼	♤	♡	◆	♥	♠
□	◆	▼	◇	■	♧	♣	◎	△	○	♧
▼	■	♧	▼	♡	★	◆	□	♤	◆	◇
☆	♡	◇	○	♧	◇	■	□	△	♠	○
●	■	◆	◇	●	★	▽	▽	▲	♥	◎
♡	▽	♣	★	◆	□	▼	♤	♤	♣	◆
○	○	×	×	○	×	×	○	×	×	○

◎	○	♥	◇	▼	△	▼	♣	■	◆	◎
♥	♠	◎	▽	♣	♠	♧	◇	▼	□	★
▲	△	☆	♣	☆	●	◇	■	♥	▼	■
▽	□	●	○	♤	☆	■	▲	○	♤	▲
★	◎	★	◇	◎	▼	♣	♡	◆	♥	♠
□	◆	▼	◆	■	♧	♤	◎	△	○	♧
▼	■	♧	▼	♡	★	◆	□	♤	◆	◇
☆	♡	◇	○	♧	●	■	□	△	♠	○
●	■	◆	◇	●	★	△	▽	▲	♥	◎
♡	▽	♣	★	◆	□	▼	♤	♡	♣	◆

p.127

BDFHJKMOQS	×	BDFHJKMQOS
VXZACEGILN	×	VXZACECILN
PRTUWYADGJ	○	PRTUWYADGJ
MPSVYBEHKN	×	MPSYVBEHKN
QTWZCFILOR	×	QTMZCFILOR
UXAEIMQUYC	○	UXAEIMQUYC
GKOSWBFJNR	×	GKOSWJFBNR
VZDHLPTXAF	×	VZDHLPTAXF
KPUZBGLQVC	○	KPUZBGLQVC
HMRWEJOSXD	×	HMWREJOSXD
INTYBFJMQX	○	INTYBFJMQX
AEINPTWAGP	×	AEINPWTAGP
VBHNQWCIOX	○	VBHNQWCIOX
EMUCGOWFNZ	○	EMUCGOWFNZ
HPXFKUBLVM	×	HFXPKUBLVM
WJSDITDHKO	○	WJSDITDHKO

p.128

○◎◆☆■▽▼	○	○◎◆☆■△▼
♠♥♣●◇★□	×	♠♥♣◇●★□
△▲♤♡♧●◆	×	△▲♡♤♧●◆
□▽♤♥○◇★	○	□▽♤♥○◇★
◎★■▲♠♧◇	○	◎★■▲♠♧◇
◆□▽♤♥○◆	×	◆□▼♤♥○◆
■▼♥○◆△♤	○	■▼♥○◆△♤
♣◇■▲♡◎□	○	♣◇■▲♡◎□
▼♧◇■♤♣◆	×	▼♧◇■♣♤◆
△♠●☆▼♧★	○	△♠●☆▼♧★
▼♣☆♤◎■♡	○	▼♣☆♤◎■♡
◇▽♣○◆◇▼	×	◇▽♣○◇◆▼
♥◎★●☆▼♧	×	♥◎☆●★▼♧
○♠△□◎◆■	○	○♠△□◎◆■
◎♥▲▽★□▼	○	◎♥▲▽★□▼
◇◆♣♤♡■▽	○	◇◆♣♤♡■▽

p.129

9	9	9	9	9	9	9	9	9	9	9
1	1	6	6	0	2	7	0	2	4	8
0	2	7	7	1	5	1	1	5	1	3
6	8	1	5	0	7	3	6	5	9	8
7	3	3	8	9	8	7	3	8	7	4
2	0	8	6	1	6	7	9	2	5	8
7	5	0	9	4	2	3	6	4	0	7
8	2	4	7	8	3	4	2	4	5	9
7	8	8	0	9	5	3	2	2	5	5
2	1	9	7	8	3	2	4	1	7	0
0	2	7	6	9	8	6	5	9	1	5
4	0	8	2	9	6	3	6	5	0	8
○	○	×	○	○	×	○	×	×	○	×

9	9	9	9	9	9	9	9	9	9	9
1	1	6	6	0	2	7	0	2	4	8
0	2	7	7	1	5	1	1	5	1	3
6	8	1	5	0	7	3	6	5	9	8
7	3	3	8	9	8	7	3	8	7	4
2	0	8	6	1	6	7	9	2	5	7
7	5	4	9	4	2	3	6	4	0	8
8	2	0	7	8	5	4	6	4	5	9
7	8	8	0	9	3	3	2	2	5	5
2	1	9	7	8	5	2	4	9	7	0
0	2	7	6	9	8	6	5	1	1	5
4	0	8	2	9	6	3	6	5	0	8

p.152

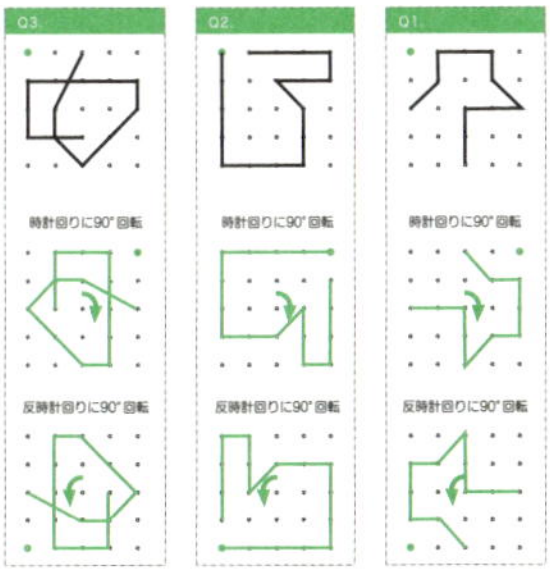

p.153

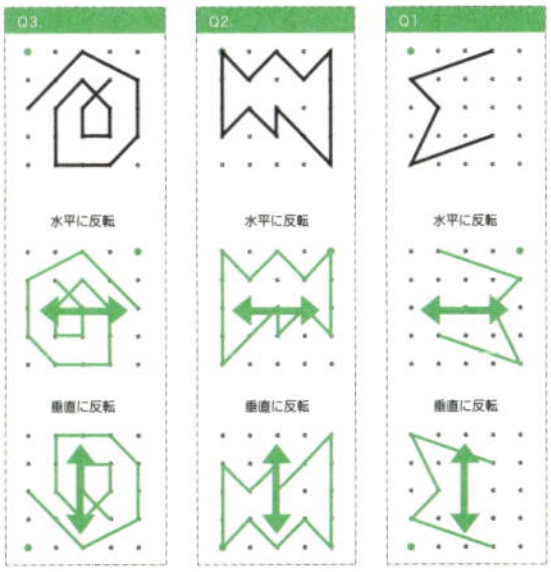

●著者
内藤 貴雄（ないとう たかお）
甲南大学経営学部卒業後、渡米。カリフォルニア大学アーバイン校（UCI）生物学科を経て、南カリフォルニア・カレッジ・オブ・オプトメトリー入学。
同校を1983年に卒業後、米国で眼科医と並んで国のビジョンケアを担うドクター・オブ・オプトメトリー（検眼医）とカリフォルニア州開業ライセンスを取得。
帰国後は眼鏡会社を経営するかたわら、視力ではわからない隠れた目の問題で悩む子どもたちや、プロや五輪アスリートのビジョンケアを行う。

ビジョントレーニングで
脳力《のうりょく》アップ

平成27年7月27日　第1刷発行

著　　者　内藤貴雄
発 行 者　東島俊一
発 行 所　株式会社 法研
〒104-8104　東京都中央区銀座1-10-1
販売03（3562）7671／編集03（3562）7674
http://www.sociohealth.co.jp
印刷・製本　研友社印刷株式会社　0103

SOCIO HEALTH
小社は㈱法研を核に「SOCIO HEALTH GROUP」を構成し、相互のネットワークにより、〝社会保障及び健康に関する情報の社会的価値創造〟を事業領域としています。その一環としての小社の出版事業にご注目ください。

ISBN 978-4-86513-155-0　C0077　定価はカバーに表示してあります。